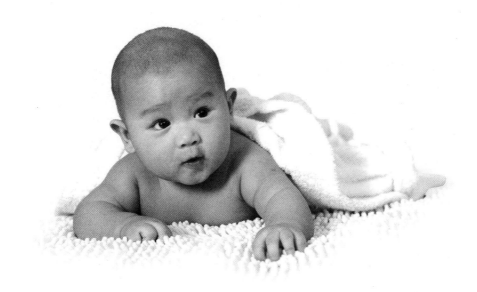

怀孕·分娩·育儿
大百科

[美]卡罗尔·克莱默·阿瑟◎著

刘　晔◎译

U0376211

吉林科学技术出版社

吉林省版权局著作合同登记号：
图字 07-2017-0072

图书在版编目（CIP）数据

怀孕·分娩·育儿大百科 ／（美）卡罗尔·克莱默·
阿瑟著；刘晔译. -- 长春 ：吉林科学技术出版社，
2023.9

　书名原文：New born 101
　ISBN 978-7-5744-0044-3

　Ⅰ. ①怀… Ⅱ. ①卡… ②刘… Ⅲ. ①新生儿—护理
Ⅳ. ①R174

中国版本图书馆CIP数据核字(2022)第234783号

怀孕·分娩·育儿大百科
HUAIYUN · FENMIAN · YU'ER DABAIKE

著　　者	[美]卡罗尔·克莱默·阿瑟
译　　者	刘　晔
出 版 人	宛　霞
责任编辑	李　征　赵渤婷
封面设计	长春美印图文设计有限公司
制　　版	长春美印图文设计有限公司
幅面尺寸	167 mm×235 mm
开　　本	16
印　　张	12.75
页　　数	204
字　　数	200千字
印　　数	1-6 000册
版　　次	2023年9月第1版
印　　次	2023年9月第1次印刷

出　　版	吉林科学技术出版社
发　　行	吉林科学技术出版社
地　　址	长春市福祉大路5788号
邮　　编	130118
发行部电话/传真	0431-81629529　81629530　81629531
	81629532　81629533　81629534
储运部电话	0431-86059116
编辑部电话	0431-81629520
印　　刷	长春新华印刷集团有限公司

书　　号	ISBN 978-7-5744-0044-3
定　　价	59.80元

目　录

微信扫码
产前产后护理指南
婴儿护理手册
科学育儿早教课

序　言

威廉·卡曼（医学博士）

能够给《怀孕·分娩·育儿大百科》写序言令我感到非常荣幸。孕期和分娩对大多数父母来说一生都要经历一次或两次，这种体验富有挑战性，又让你感觉喘不过气。新手父母在护理宝宝过程中，为任何小事做决定都非常纠结。而在妇产科工作的专业人员，他们几乎每天和新生儿父母接触，了解他们最关心的各种问题。现在是信息时代，新手父母会不断接触各种信息，有来自亲戚的、朋友的，还有书籍、杂志、网络等媒体及其他信息源，造成信息大量的重复。这种信息的重复，使新手父母备感困惑，使他们产生"我应该相信谁"这样的问题。其实，归根结底，新手父母的大多数问题恰恰在专业护士接触最频繁的领域。

医生和其他相关各方都很认可护士在新生儿护理方面起到的关键作用。作为医生，与病人进行沟通，对他们进行检查并给出具体的治疗方案。同时，医生会从护士口中得知病人今天的具体情况。

在我看来，面对育儿信息过于重复的情况，对于新手父母来说，专业护理师卡罗尔·阿瑟提供的指导更具有权威性和实用性。

我了解卡罗尔，作为我的同事，她就职于波士顿布莱姆女子医院。卡罗尔有将近二十年助产护理工作经验，同时布莱姆女子医院是全美最忙碌的妇产科医院之一。卡罗尔除了在妇女分娩方面有第一手的经验之外，她还是"波士顿新生儿护理中心"的创建人，作为波士顿的一家地区性专业机构，护理中心致力于为孕产妇和新生儿提供全方位护理帮助，包括胎教、哺乳支持、居家护理及其他。卡罗尔和她的团队技能突出、经验丰富，《怀孕·分娩·育儿大百科》这本书正是他们团队集体智慧的结晶。

本书包含：新生儿出生前如何对家庭进行布置和准备；新生儿出生期间和出生后在医院需要处理的事项；父母在新生儿第一至第三个月里如何进行调整等。这本手册非常实用，易于操作，内容采用问答形式，对于新生儿父母而言是一本必读书籍。

威廉·卡曼医学博士，波士顿布莱姆女子医院妇产麻醉学科主任，《轻松待产》的合著者。卡曼博士也是哈佛医学院麻醉专业的副教授，曾任"产科麻醉及围产期医学学会"会长，该学会是产科麻醉和疼痛控制方面国际认可的权威机构。卡曼受邀参加过由凯蒂·库瑞克担任主播的"今日秀""ABC晚间世界新闻""早安，美国"。现居住在波士顿。

微信扫码
- 产前产后护理指南
- 婴儿护理手册
- 科学育儿早教课

介　绍

我们夫妇经历过三个宝宝的出生前准备及出生阶段，现在想起来仍然能感受到当时激动不安的心情，尤其是第一个宝宝出生的时候。在过去十年里，作为数百个家庭的专业护士、哺乳顾问及新手父母工作教育者，使我有条件为他们提供指导，帮他们积极转换角色投入新生儿护理中，也包括面对未来的挑战。

现在的父母们在了解育儿知识方面与上一代人会有很大不同，因为他们需要自己处理海量的信息。仅仅是要了解新生儿护理最基本的知识，就不得不对大量的信息进行分类，然后再判定哪些是有关怀孕、生产、婴幼儿产品方面的。

我撰写的《怀孕·分娩·育儿大百科》运用的是本人二十多年的专业护理经验，这是一本"过来人"所写的书，对新生儿父母们感到迷惑不解的问题，提供了详细、关键性的信息及相应的方法。通过阅读本书你能找到以下全部问题的答案：准备阶段、宝宝出生阶段，以及在宝宝出生后最初三个月如何抚慰和照顾宝宝（以及你自己）。

你正在阅读的这本手册，所有内容都是我在波士顿布莱姆女子医院任专业护士的经验，也是我所学到知识的总结。每位妈妈都是独一无二的，你的分娩体验与你姐妹的、妈妈的和最好朋友的都是不同的。我回忆过往，一切都历历在目，记得一位很特别的母亲，当她的宝宝要出生时，我在产床边帮助她消除不安的情绪，起初她使用呼吸法，在整个生产阶段显得非常沉着，但她突然感到很疲倦，非常恐慌以至于开始大叫"我做不到"。其实这正是分娩临近结束的征兆，我安慰她并鼓励她，十分钟后她的宝宝出生了。紧接着第二天，我站在另一位待产女性床侧，类似的年龄和类似的精神状态，她选择的是易于感受到宫缩的硬膜外麻醉，当她分娩时，她需要的不是冷静，而是精力充沛的鼓励回应。当她听到鼓励的声音，就全力以赴地生产，不久之后她的宝宝也顺利出生了。

除了在布莱姆女子医院帮助女性分娩，我总能第一时间感受到母乳喂养给妈妈和宝宝双方带来的多项益处和亲情联结，这激励我成为一名获得资格认证的哺乳顾问。获得认证后，我开始为波士顿几家顶尖医院内的产妇提供哺乳顾问服务，包括布莱姆女子医院、贝斯以色列医院、圣伊丽莎白医学中心、牛顿·韦尔兹利医院和奥伯恩医院。这项工作让我明白，虽然大多数母亲都可以进行母乳喂养，但对于妈妈和宝宝来说需要尽心尽力地练习，有时还需要一些辅导。我们实际上有很多种方式可以提供帮助。我开设父母的教育课程并创立波士顿新生儿护理中心，总部设在波士顿，向广大女性和宝宝提供夜间哺乳和产后服务，我还通过bostonmamas.com和thebump.com在线发布各种健康信息并接受咨询。

在我写《怀孕·分娩·育儿大百科》时，很多案例一一浮现在眼前，我能给予读者们同样的支持和鼓励，正如我多年来帮助波士顿地区的新手妈妈那样。《怀孕·分娩·育儿大百科》是我致力于帮助准父母的一项最新尝试，这是一本综合指南，涵盖孕期、产后及新生儿护理知识。通过这本书我会和大家分享如何选择宝宝使用的安全产品，去医院的备品应该包括什么，在医院可能会发生什么，新生儿护理的详细说明，涉及母乳喂养、配方奶喂养、抚慰方法、睡眠安排。同时我也把以下重要的资料提供给你，并为你实际操作提供辅助：

- 在宝宝出生的准备工作方面为了让你节省时间，我归纳出一些基本物品的清单，包括去医院的备品；我还列出宝宝所需物品的清单，并告诉你购买时如何进行分辨。不仅省钱，我还要帮你营造一个安全、绿色的家。

- 针对从医院回家后最初繁忙的数周，就如何安顿新生儿提供建议并规划时间，安排一些灵活的日常方案。

- 我在本书中，针对宝宝早期成长过程中必然遇到的问题做出解答，提出的典型问题都是这些年来与备孕的夫妇们或新手父母打交道时，经常提及的问题。我尽量详细地回答每一个问题，并与你分享我在分娩教育班、新生儿教育班和母乳喂养班教授父母的内容。

- 为读者们的角色转变提供丰富的知识，每一个章节都包括宝宝护理小贴士专区，这些内容都是日常与一些父母打交道总结出来的经验，帮助新手父母渡过这段快乐而忙碌的时期。

我所撰写的《怀孕·分娩·育儿大百科》能够帮助你为宝宝的出生做准备，了解新生儿的每种需求和各种行为，并照顾好自己。通过这本书，我希望帮助你顺利实现角色转换，获得成为父母的知识、经验，顺利地护理好你的宝宝。

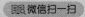

第一部分

做好准备

·1·

为宝宝的降生
做准备

你的梦想成真了！九个月后你将成为一位母亲，你有充裕的时间为宝宝将来的生活进行准备和规划。本书可以让你感到一切尽在掌握，即便你有无数的问题，例如使用什么类型的尿布、汽车安全座椅的选择、睡眠安全等。本书第一章有助于你了解迎接新生儿时面临的各种问题并进行讲解：选择分娩班，做哺乳方案，为分娩做准备等。我还会根据自身的专业经验为你分享一些例如宝宝用品取舍的个人心得。

产前和分娩教育

你对分娩过程了解得越多，你在家中待产期间和产后最初的几个星期就会感到越自信。我与产科医生沟通，谈及一位对分娩恐慌的孕妇，我建议她加入分娩课程班。产前培训机构一般采取小班授课，仅限几对夫妇，强调的观点是：分娩是一件自然的事情，没有什么需要害怕的。我帮助这位孕妇认识到这一点给了她足够的自信，她顺利分娩后，给我打电话，助产士讲的注意事项与课程中讲的基本一致，让她感觉轻松了很多，获得了满满的安全感。这就是建议孕妇参加一个或几个分娩课程班的原因。

分娩班的课程会告诉你在待产和分娩的各个阶段需要面对的情况，以及你需要如何去调整。分娩班课程的内容各异，因此在报班之前了解一下课程内容是个不错的主意。例如，如果你希望自然分娩，不使用麻醉，那么你比较适合报顺产班。关于宝宝护理及其他性质的学习班会以主题形式进行详细探讨，如关于母乳喂养、婴幼儿心肺复苏术等。

有些学习班采用系列化、多次短时座谈形式展开，有些课程班只需一天就可以完成。你可能希望参加一个或几个班来了解如何做相应准备，把关心的问题都找到答案，或者你可以选择一种常规班，能够学习到从分娩到宝宝护理等多项主题的内容。

问： 医院给我提供了许多类型的孕期课程班，都需要参加吗？我又该如何判断哪几种课程对我最有帮助？

答： 把所有可能选择的学习班列个表，与你的家人、朋友一起讨论一下，也可以做一些在线调查，医院并非你唯一的信息来源。社区医生可能会给你一些独立的建议或推荐，还会有一些孕期用品商店和婴儿中心也会推荐此类课程。

问： 我希望以顺产（无药物介入分娩）为目标进行准备。我应该选什么类型的学习班？在哪里找呢？

答： 顺产（无药物介入分娩）学习班有独特的价值，因为这样的学习班把重点放在学习放松和呼吸的技巧上，这些技巧有助于加快你的分娩进程，缓解分娩期间的紧张、恐惧和疼痛。课程通常需要数周，每周几小时。学习班除了向你详细介绍顺产的相关知识，还会介绍如顺产无法实现时你面临的其他选项。

宝宝护理小贴士

通过参加分娩学习班，你会与外界建立更多的联系。我曾经因参加孕期学习班结识了几位朋友，此后多年大家一直保持联系，有时，仅仅是收到一份节日的问候，也会把你的记忆拉回到怀孕那个阶段。

问： 我丈夫和我平时工作非常忙，我们是否能通过一日速成班学到要了解的全部事项呢？

答： 现在周末孕产学习班或一日速成班越来越多，因为上班族很认可这种学习班。授课的内容信息量大，实操内容较少，所以如放松技巧、呼吸技巧这方面知识的深度不及长期授课班，因此在报名前了解一下课程的概要，课程会涵盖哪些内容是很重要的。一日学习班属于浓缩性质的，一般连续上课8小时，你上课前应该让自己穿着舒适一些，带上营养零食，对想了解的内容做好笔记。

> **宝宝护理小贴士**
>
> 参加学习班还有一个极重要的原因：虽然你的日常安排已经很紧凑，或者你生产的是第二胎，但是学习班会让你和你的爱人感受到彼此，并与宝宝建立初步的亲情纽带。

问： 我感觉去分娩学习班并不舒服，我的丈夫非常忙也不能陪我一起去。我准备请一个朋友陪我听课，我的朋友是否有必要陪我上这些学习班呢？如果她来不了怎么办？

答： 分娩学习班的参与者并非都是配偶关系，陪你一起参加的是你的配偶、朋友、母亲、姐妹或者保姆都可以。总之，只要是在怀孕和分娩期间能给予你支持的人就可以。学习班中的老师会解答你的问题，并提出建议、给予帮助，这样可以确保你感到舒适，并能通过课程得到更大程度的支持。如果你的家庭成员将在你分娩期间陪伴你，我强烈地建议你们能一起来参加学习班。如果实在没有人可以陪你来上课，你可以告诉他们你学到了什么内容，要求他们和你一起练习关键技巧，家庭成员的首要任务是给你提供情感上的支持。在分娩的实操方面，有专业医生、助产士和护士给你提供帮助。

问： 在怀孕的哪个阶段应该报名参加分娩学习班？

答： 越早报名越好，在怀孕的16周报名参加学习班，会让你有大量的时间通过学习课程来调整状态。在怀孕28~30周参加学习班，你会有充足的时间消化学来的知识，使你在分娩当天仍然对这些内容记忆犹新，同时你也会有时间练习并掌握这些放松技巧，降低出现一些遗漏和疏忽的可能性！如果你怀的是多胞胎，建议在第20~28周参加学习班，因为多胞胎出现早产的可能性会偏高一些。

参加一个或两个分娩学习班有许多好处：分娩过程中，你和你的爱人关系更加紧密，学到的放松技巧会让你的分娩体验更好，并能了解新生儿护理常识，例如第一次遇到宝宝像焦油一样的粪便或是不规律的睡眠，就不会感到非常惊讶和无措。同时，你会遇到一些你家附近的其他准父母，并逐渐形成一个社交网络，最后自然形成一个宝宝们在一起玩耍的小群体。

准备育儿用品

准备育儿用品会是你在怀孕期间感到最愉快的一项工作。将来宝宝大部分时间都在家，因此请仔细考虑要准备的物品。启动这项工程的好时机（这可能是一个相当大的工程）是在怀孕中期，也就是20周左右。此时你已经没有怀孕初期的不适，精力也更加充沛。你在婴儿用品商店会遇到各种"必备清单"，但实际上，你并不一定要为你的宝宝全部准备齐全。家庭中增添一位小成员是一件很费精力和金钱的事，所以有选择性地购买是明智的决定。

婴儿使用的所有设施都应符合最高的安全标准，虽然把祖母用过的摇篮拿来用似乎很有情怀，但是你还需考虑安全因素。在购买婴儿设施和用品时，最重要的就是安全问题，在下一章我会对此进行深入探讨。

安全的入睡地点

宝宝的睡眠安全是重中之重，当你知道宝宝正在安全地睡觉，你才能睡得更安心！因此，一定要有的"必备品"就是一张安全的婴儿床或其他睡觉的地方。宝宝睡眠方面的安排会随着他年龄的增长和家庭需求的改变而变化，对于婴儿床，以下有一些选项可供选择。

婴儿床

无论你是选择装饰性强的婴儿床，还是选择基本款的婴儿床，都需要花点时间明确一下这些婴儿床是否符合国家安全标准。除了需要核对一下厂家的产品信息，还建议详细了解制作材料的安全性。这么做对选择合适的婴儿床非常有帮助：一些专业的消费指南针对不同价位的婴儿床有较客观的消费者评价，内容涵盖材料本身、耐用性和安全性。

婴儿床的床垫通常是单独销售的，一定要购买一个能紧紧嵌入婴儿床床框中的床垫，让婴儿床的板条与床垫之间没有空隙。你可以选择泡沫床垫或内置弹簧床垫，无论哪种都要坚固。如果你选择泡沫床垫，就购买厚度大的泡沫，因为厚度越大，泡沫的支撑性和坚固性就越高。如果你选择内置弹簧床垫，要选择线圈数不低于150的床垫。内置弹簧床垫通常比较昂贵，相对于泡沫床垫，弹簧床垫不易变形且耐用。

宝宝护理小贴士

检查婴儿床寝具的尺寸，床单应紧贴在床垫周围。用不含染料和香料的低过敏性清洁剂清洗所有床单枕套。

问： 我订购了婴儿床上用品，其中包含婴儿床防撞护垫。可以使用吗？

答： 美国儿科学会称防撞护垫不应放置在婴儿床上，没有证据表明防撞护垫可以防止婴儿受伤，反而存在潜在的窒息、勒颈等风险。

连体卧床

如果你想尽可能近地挨着宝宝，但是又不想与宝宝睡在同一张床上，那么你可以选一张连体卧床，会带给你近似家庭床的感受，且没有共用一张床可能带来的风险。连体卧床可与你的床相连，且能调整到相同的高度，更易于夜间哺乳和安抚宝宝。

摇篮车

宝宝刚出生的几周，你与宝宝挨近睡或许能更舒服。摇篮车往往比传统的婴儿床更便携，可以方便地在家中不同区域间移动，始终让宝宝和你保持一臂之遥。但是，由于摇篮车的体积小，许多宝宝两三个月大的时候就无法再使用了。

旅行装备：婴儿安全座椅和折叠式婴儿车

确保宝宝的安全是父母最重要的工作之一。不论是在街上散步，还是开车去购物或是长途旅行，你都需要有与之相配的安全旅行装备。我的一位准妈妈学员曾略带玩笑地提及她丈夫在选择婴儿安全座椅时花费了太多的精力，她希望她丈夫购买"每个人"都有的品牌座椅就可以，她认为这样就是最好、最安全的。但她丈夫在众多款式中找到一款既符合预算又能满足需求的婴儿安全座椅，这种做法是非常正确的。即使是最值得信赖的品牌，也不一定满足所有家庭的需求，所以做一些市场调查是非常必要的。

问： 我们夫妇主张在宝宝出生后再去购买婴儿用品。有没有必须提前购买的物品？

答： 你们的想法不是个例。我遇到过因为个人或文化差异等原因，主张在婴儿出生后再购买所有婴儿用品或设施的家庭。虽然你们所坚持的想法值得重视，但是同样要注意到，当你的宝宝从医院回家时，家中应该备好一些基本的用品。起码你需要让宝宝安全地回家，让宝宝安全地入眠，还要有婴儿床上用品、尿布和一些宝宝衣物。

婴儿安全座椅

购买新的而不是二手婴儿安全座椅，二手婴儿安全座椅不一定安全，因为它们可能在事故中损坏，从而缺乏安全保障。

你应该在怀孕37周左右购买婴儿安全座椅并正确安装，不要等到你分娩后，准备出院时再安装安全座椅。

与正确安装婴儿安全座椅同样重要的是正确使用座椅上的安全带和胸扣。使用安全带时，要记住以下这些原则：

- 阅读婴儿安全座椅使用手册，了解安全带的工作原理。
- 如果不用松开安全带就可以将宝宝带出座位，则表示安全带系得不够紧。

千万不要握紧位于宝宝肩部上方的座椅附加边带，只须拉动车座底部的条带即可收紧安全带。

- 如果发现座椅的安全带变得扭曲，请立即调整，安全带呈扭曲状态会降低在车辆撞击中的保护作用。
- 婴儿在安全座椅上时不应穿着笨重的外衣或防雪服，过多衣物会导致安全带太松，从而降低座椅在发生撞击时应有的保护作用。
- 在冬天，车里通常比较温暖。宝宝坐在婴儿安全座椅上时，最好是穿薄绒面料的衣物，也可以在车中常备一条毯子，需要时披在宝宝身上。
- 冬天要避免使用市场上销售的可使宝宝在车座中保持温暖的"捆绑式"产品，宝宝与婴儿安全座椅之间不应放置任何东西。

问： 我们住在市区，不经常用车，还需要婴儿安全座椅吗？

答： 婴儿安全座椅是有车、有孩子家庭的必备品，法律也是这样规定的。

宝宝护理小贴士

利用与新生儿体形差不多的玩偶练习调整座椅的安全带，用这个方法对你熟悉安全带的正确位置以及适合的松紧程度会很有帮助。

折叠式婴儿车

折叠式婴儿车是必备品。不论是在公园里散步、逛商店，还是进出机场，这款婴儿车便于折叠和运输，适合各种场合。可供选择的种类和品牌很多，你可以根据自己的需求进行选购。决定要购入哪款婴儿车作为入门款时，可以先问自己以下几个问题：

- 几个宝宝使用。
- 宝宝的年龄段。
- 在何种地面上使用（城市道路、郊区、户外小径还是室内商场）。
- 折叠式婴儿车的具体用途（购物、悠闲散步、航空旅行）。
- 不使用时，可储存折叠式婴儿车的空间有多大。
- 折叠式婴儿车的使用频率（每日、每周或偶尔）。

一旦对自己的基本需求有了判断，就着手市场调查吧。折叠式婴儿车有很多附加功能。请家人和朋友进行推荐，同时在线查阅不同品牌，包括每一种产品的消费者评价。在购买前试用不同的折叠式婴儿车，对质量和退货政策进行权衡，寻求"百分之百"满意的产品。

婴儿服装

必备物品中，最后关注的是服装。我知道你已迫不及待地想去买可爱的仙女裙、漂亮的牛仔裤或是温暖的迷你连帽衫了。但是对于新生儿来说，买这些服装就是浪费钱，一些基础的衣物就能满足他们所有的需求。为新生儿准备保暖舒适的衣物能让你安心地度过最初的几周。

问： 我总是能读到有关婴儿全套服装的内容，这些衣服到底包括什么？

答： 全套服装指的是婴儿的衣服和各种毯子。这里面有一些物品很重要，在宝宝出生前，准备一些必备品是一个不错的选择。以下是我的推荐：

- 出院回家穿的衣服，纯棉材质1~2套；
- 新生儿薄棉帽；
- 轻薄卫衣或羊毛衫（2件）；
- 贴身内衣，前扣式或连体式均可（6~12件）；
- 纯棉围嘴（6~12件）；
- 睡衣，纯棉或薄绒材质（4~6件）；
- 冬季防寒帽，针织或羊绒材质（1~2顶）；
- 夏季防暑帽，宽边（1~2顶）；
- 睡袋（2~4件）；
- 婴儿袜（4~8双）；
- 多种材质的毯子（3~6条）；
- 用于婴儿襁褓的毯子或预先剪裁用于包襁褓的物品（3~6条），在第10章会讲到包襁褓。

育婴计划：值得拥有的婴儿用品

　　前面已经介绍过必备的婴儿用品，接下来将会介绍那些你不确定是否要购买的用品。对你和宝宝来说，其中一些可选婴儿用品会很有用，但绝不是一定要购买。是否购买取决于你的个人偏好、预算或者你的家庭空间。结合你家的具体情况，根据需求购买即可。

尿布台

问： 我嫂子不用尿布台，她说浪费空间。我怎样才能知道我到底需不需要呢？

答： 是否购买尿布台取决于你个人喜好、预算以及家庭空间。你很快就会发现，当你外出时，从公园的草地上再到饭店的洗手间，不管在哪都能给宝宝换尿布。因此，如果你的预算和空间有限，就买一个小的隔尿垫，在沙发、床、地板或者梳妆台上都可以换尿布。如果你想开辟一个指定的换尿布区域，可以选择专用的尿布台。

成人摇椅

虽然不是必需品，但成人摇椅是一个可以让你感到放松与舒适的设施。你可以在此哺乳并哄睡宝宝。摇椅是一项不错的投资，可以使用很多年。成人摇椅没有明确的安全标准，因此网上的二手摇椅或者是库存产品都可以购买。

宝宝护理小贴士

你在摇椅上哺乳时，需要有一个小的脚凳来支撑你的双脚，这样你会感到更舒适。

婴儿摇椅

婴儿摇椅是带有轻微悬浮功能或摇晃基座的椅子，有许多型号可供选择，选一种带有安全带且能对宝宝头颈部有良好支撑作用的摇椅，这样两周大的宝宝也可安全地躺在摇椅中。随着宝宝逐渐长大，婴儿摇椅还可以成为一个玩耍的地方。

问： 我订购了一个婴儿摇椅，但我不确定宝宝是否真的需要，摇椅具体是用来干什么的?

答： 当你需要在一个安全的地方暂时放置宝宝，婴儿摇椅就会派上用场。把宝宝放在摇椅中并系好安全带，你可以放手做一些家务或杂事。

当你需要洗澡时，将婴儿摇椅放在浴室内，给宝宝系好安全带，为他唱歌或跟他说话，他会爱上你的声音、流水声以及温暖潮湿的空气。

当你需要准备晚饭或者刷碗时，将婴儿摇椅放在厨房内，这样宝宝可以看到你，又可以与灶台保持安全距离，你还可以向宝宝解释一下你为什么要这么做。即使你的宝宝听不懂你的话，他的大脑也能吸收这些见闻。

高脚椅

目前，你可以轻松略过购买婴儿高脚椅的选项，在你的宝宝开始吃固体食物之前并不需要高脚椅。4~6个月之后，当宝宝吃固体食物与你一同坐在餐桌前的高脚椅上时，他会觉得很高兴。

秋 千

宝宝大多喜欢动来动去,如果他烦躁不安,玩秋千是个安抚他的好办法,有助于宝宝放松和入睡。现在市场上的秋千有很多种款式,你可以考虑买具有一些附加功能的秋千,比如兼具放音乐、小彩灯等功能为一体的秋千,让宝宝玩得更开心。

> **宝宝护理小贴士**
>
> 宝宝正在哭的时候不要将他放到秋千上,先让宝宝平静、放松之后,再放到秋千上。对宝宝来说秋千应该是安全、舒适的地方,能让宝宝度过一段快乐时光,但是并非所有宝宝都会喜欢。要根据你个人和宝宝的偏好进行选购。

视频监控器

如果你的房子并不大,宝宝很少离开你的视线,就不需要安装视频监控器。如果你的预算充足,安装监控可以给你安全感,当你在其他房间时你能够通过监控看见你的宝宝,听见宝宝的声音。当你想小睡一会儿,即使关上房门你同样可以知道宝宝房间正在发生的事;当宝宝到了咿呀学语,对什么都感兴趣的阶段,通过监控,你会看到很多滑稽的场景。

浴 盆

问: 我可以让宝宝在普通浴缸里洗澡吗?还是为宝宝买一个专用浴盆?

答: 宝宝在浴缸里会打滑而且会动来动去,因此在宝宝洗澡时使用婴幼儿浴盆更安全、便利,而且价格不贵,值得购买。与其他宝宝用品不同,浴盆无须附加功能,你没有必要买"带铃和口哨"的款式,因为普通的塑料浴盆与昂贵的相比并不逊色。宝宝专用浴盆至少能用三个月甚至更久,也可购买折叠浴盆,易于安放,浴盆底部有一个排水孔,材质是防滑的。

宝宝背带

利用宝宝背带,父母做其他事情时也可以把宝宝带在身边。现在父母的工作都很忙碌，用悬带或背带把宝宝固定在身后，解放你的双手。穿上背带带给宝宝的亲密感能起到抚慰的作用，所以新手爸妈们很认可这种装束。

问： 商店里有很多类型的宝宝悬带和背带，我怎么知道哪一款适合我们呢？

答： 购买背带时，最重要的原则是你和宝宝都感觉舒服、安全，在选购时，现场试一下效果是有必要的。要购买易于清洗的背带，还要注意质量。

前置背带

这种类型的背带由较厚的纯棉材质制成，内衬有填充材料，有捆扎带，可以视宝宝和使用者身材进行调节。宝宝只能置于你身体的前部。前置背带一般适用于体重在3.5~11千克的1~4个月的宝宝。如果你有颈椎病，那么对于体重超过5千克的宝宝，我建议你不要使用这种类型的背带，因为你的颈部无法承担这种重量。

背包式背带

背包式背带有纯棉和帆布质地的，内衬有填充材料，有捆扎带，可以视宝宝和使用者身材进行调节。用这种背带背体重较沉的宝宝时，会使他们的臀部和背部受力均匀（现在有一些新款的前置背带也有类似设计）。背包式背带可用于新生儿和体重不到18千克的宝宝。

哺乳枕头

妈妈们可以借助普通的枕头和毯子实现一种舒适的、有支撑的母乳喂养姿势，但无论是母乳喂养还是用奶瓶喂养，你迟早会用得上哺乳枕头。市面上有几种不同形状和款式的枕头，建议购买有平整表面、质地结实的枕头，可以围着腰部扣上四合扣或带扣。随着宝宝长大，这种枕头还有很多用途：最初几个月在宝宝练习坐立起身时可以起到支撑保护作用，训练俯卧时可用作胸部支撑。

玩　具

问： 我希望我的宝宝拥有最好的玩具。在出生后最初几个月买什么玩具，能给我一些建议吗？

答： 新生儿不需要太多的玩具，玩具体积要大小适中。在刚出生的几个月里宝宝喜欢的"运动"是看你的脸和听你的声音。在这个阶段低幼读物是最好的"玩具"，虽然宝宝不理解故事的内容，但是他很喜欢你读故事时发出的声音。

如果在这个阶段你给宝宝买玩具，你可以买一些小而软、材质安全的玩具，宝宝可以把玩具抓在小手里。宝宝也喜欢听音乐，因此准备一个音乐播放器是有好处的。有关新生儿1~3个月适合的运动我会在后文进行详细说明。

> **宝宝护理小贴士**
>
> 无论是收到的礼物还是自己购买的物品，一定收好发票，一起放在专用文件夹或信封里，如果你发现有重复的或是在学前阶段根本用不上的物品，如儿童坐便器，你可以要求退货或换货。你会发现有很多看起来很可心的宝宝用品根本没有拿出来给宝宝用过，因为在你了解它们的具体用途时，宝宝已经过了使用它们的年龄段。如果你有发票，你就有机会把它们换成其他适合宝宝的物品。

卫浴用品

除本章节所提及的用品外，这里列出一些育婴小物品，在你把宝宝接回家之前应该购买齐全。

- 宝宝专用毛巾，比成人的要软一些、短一些（6~12条）；
- 柔软的浴巾，有兜帽或无兜帽（2条）；
- 换尿布的垫子，用于婴儿床和尿布台（4个）；
- 婴儿床床单（2~6条）；
- 婴儿床褥子（2条）；
- 温和（或有机）的婴儿用肥皂、洗发水，沐浴液等；

- 温和（或有机）的婴儿用润肤露（尤其在冬季）；
- 婴儿刷和梳子；
- 婴儿指甲钳；
- 指甲砂锉（在最初6周应该使用砂锉而不是用指甲钳剪指甲）；
- 尿布、新生儿尺寸的纸尿片；
- 尿布桶或处置包；
- 湿疹膏；
- 棉球；
- 球形注射器；
- 婴幼儿体温计；
- 手部消毒凝胶（可选用）；
- 婴幼儿按摩油（可选用）。

准备待产用品

一旦你把宝宝的必需品备妥，再参加1～2个育儿班，时间也就到了"最后冲刺阶段"。把去医院的行囊打包好，到怀孕36周你就要随时准备出发。

宝宝护理小贴士

尽量轻装简从，1～2个小包即可：一个是待产包，另一个是产后包。如果你准备两个包，产后包和婴儿安全座椅可以预先放在车里，等宝宝出生后再使用，这样要出院时你就不必把太多物品再次移到车内。有的医院要求在出院时把宝宝安置在安全椅上，有的医院则无此要求，有关医院的具体条例可预先询问一下医院。

推荐待产包中的用品

- 拖鞋或平底人字拖鞋；
- 眼镜盒、眼镜（如果你需要用的话）；
- 润唇膏；
- 旅行洗漱包：牙刷、牙膏、洗发水、洁面膏、沐浴液和乳液等；

- 笔和记事本（如果你有什么需要咨询儿科医生、护士的问题就写下来，一般他们查房只会停留几分钟，预先把你想到的问题列好清单）；
- 如果你是长发，备好发带或发夹；
- 手机和充电器；
- 休闲用品（杂志、书、扑克牌等）；
- 营养零食。

产后在医院住院期间推荐准备的物品

- 睡衣；
- 在医院住院期间穿着舒适的衣物，如棉质瑜伽裤和T恤；
- 哺乳乳罩；
- 回家时妈妈穿的全套服装；
- 回家时宝宝穿的全套服装（视天气而定）；
- 宝宝用的毛毯；
- 一本《新生儿护理大百科》。

问： 除了准备好在医院用的行囊外，为了顺利生产，我还需要准备什么？

答： 最好在你的预产期前收拾一下房间。当宝宝出生后会有亲属、朋友前来拜访，他们一般都想来帮你，尤其是帮你做饭、洗衣服、到商店买东西或在家里陪陪大一些的孩子等。而你产后这个时间段需要做的就是吃、睡和照顾宝宝，因为大家非常愿意在这个时候帮助你，所以尽可能地保持房间整洁是有必要的。当宝宝回家的初期，你和你爱人如果希望与宝宝单独相处，就向想来的亲属、朋友告知一下你们的想法。

去医院前需要储备的物品

- 新鲜食材或半成品，保质期需清晰，放在冰箱里备用；
- 只要空间允许，多备主食；
- 备好卫生巾（不是卫生棉条）；
- 家庭生活用品，如厕纸、湿巾、温和洗涤剂等。

本章中的清单所列物品对你准备入院、宝宝出生和带宝宝回家的各阶段都非常有帮助。为避免出现考虑不周的情况，请按清单做好准备，尽量做到有备无患。顺产或手术引发的疼痛、产后激素水平的变化、缺乏睡眠、情绪起伏不定这些因素，都会对产妇产生影响。以上这些准备工作请与你的爱人分工协作，可以增进你们的感情；准备工作做得好，也有利于产妇的产后身体康复，请愉快地度过重塑家庭结构的最初时期。

·2·

保护宝宝的安全

父母为宝宝的安全提供第一道防线，也是最重要的一道防线。意外事件会引发幼儿及儿童伤亡，这样的事件大多是可以预防的，父母及监护人应学习一些防护性知识。在本章中我会讲解一些保证宝宝安全的措施和方法，包括改造家中的装饰，使家变成安心的港湾。

要防止宝宝在家里乱摸，不是把他放在护栏中那么简单，护理宝宝的最初几个月你要对家里进行仔细的检查，让家变得更安全。本章中我会为家中不同的功能房间提供一份安全清单，并为你日常安全地使用婴儿设施提供一些建议，此外，你还会了解到有关婴儿猝死综合征和摇晃婴儿综合征方面的知识。本章提供的安全信息是让你及时排除日常生活中各环节存在的安全风险。

本章的目的是为你营造一个安全的家庭环境，你无须对家里进行整体改造，一次整理一个房间即可。让我陪你一起检查家里的每个房间，解答一些常见的安全问题，就让我们从婴儿床开始吧。

婴儿床

问： 我想为宝宝选一张安全的婴儿床，我应该关注什么？

答： 婴儿床是最重要的婴儿设施之一，因此在购买前你需要做一些市场调研。把目标放在符合国家安全标准和市场知名度高的品牌上。

问： 买二手婴儿床是安全的吗？

答： 无论是全新的还是二手的婴儿床，使用前父母应该仔细检查床的安全性和耐用性，以下是一些有关婴儿床安全方面的小常识：

- 认真阅读说明书，正确地安装、使用和维护婴儿床；
- 每隔一段时间对婴儿床的硬件进行整体检查，确保没有零件松动；
- 不推荐使用侧拉式婴儿床，因为一些配件是可移动的，存在掉落的风险；
- 婴儿床的所有立面及边角要形成一个独立、结实的结构，以免有松动的零件卡住宝宝；
- 修理婴儿床时，建议使用原厂的五金配件；
- 床垫必须完全契合婴儿床的尺寸，这样才不会使宝宝的手臂、脚陷入床的缝隙中。

问： 我的宝宝躺在婴儿床上观察上方悬挂的玩具，也喜欢听玩具发出的声音，我应该在什么时候拿掉这种玩具？

答： 悬挂玩具应该是最常见的婴儿床配饰之一。许多刚出生的宝宝会花大量时间在婴儿床上向四周看，观察移动玩具，倾听玩具发出的音乐。但是当宝宝开始四处挪动，会自己向上伸手抓东西时，悬挂玩具就成了一种安全隐患。当你的宝宝可以自己用手和膝盖移动的时候，你就应该拿掉悬挂玩具了。

问： 我为宝宝选择的悬挂玩具，颜色或风格很重要吗？

答： 许多儿科医生和儿童玩具开发商都推荐黑白图案的玩具，因为婴儿喜欢看对比度明显的图案。黑白图案呈现出的对比度应该是最强烈的，会吸引宝宝的视线。

无论你选择哪种风格，都须遵从安全提示。例如，把悬挂玩具牢牢地附着在婴儿床上方或天花板上，不要有绳或带状物垂下来，保证宝宝伸手够不到。要避免玩具带有可移动的零件，如果零件掉落在婴儿床上，会对宝宝的安全构成威胁。

尿布台

问： 如果我靠近宝宝站在右侧，我需要用条带把宝宝固定在尿布台上吗？

答： 是的。如果不用条带固定宝宝，哪怕你只转身一秒，他可能就会从尿布台上滑下来。当宝宝在尿布台上时，最好不让他独处，即便已经用条带固定也不行。在开始换尿布或衣服之前，你应该把备用物品拿到手边，再开始处理。要用到的洗涤液和宝宝护理用品应该置于宝宝无法接触到，而你能够轻易拿到的地方。

宝宝护理小贴士

把松软的小块地毯铺在婴儿床和尿布台的下方，万一当你的宝宝不慎跌落，也会对撞击起一定的缓冲作用。这样的小地毯比较便宜并且易于清洁。

安全座椅
·····················

问： 我应该在什么时候买安全座椅，并把它安装在车里呢？

答： 我在第1章提到过，作为父母的首要工作之一是保证宝宝在车中的安全。在你怀孕阶段，应尽早关注安全座椅的选购事项。许多女性在怀孕的第8～12周有更多的时间研究市场上各种款式的座椅。安装安全座椅应由专业售后人员来完成，最好在怀孕37周之前完成，如果你经常驾驶汽车应该再提早几周安装为宜。

问： 什么人可以为我安装婴儿安全座椅？

答： 我建议由专业售后人员来为你安装座椅。同时，你应阅读一下厂家的说明书，然后自己来安装安全座椅。你需要熟悉安全座椅的结构，这样使用起来才能更顺手，包括如何让卡扣变松、变紧，如何把基座放入车中或取出。

问： 我姐姐把她使用过的安全座椅给我用，二手的安全吗？

答： 这取决于该安全座椅的新旧程度以及嵌入的形态。如果形态正常，从来没有出现过交通事故，也从未被厂家召回，使用是安全的。如果该座椅已使用6年以上，厂家标签缺失或所载车辆有过撞击就不要使用。从朋友或亲属处得来的二手座椅，你需要检查座椅的新旧程度、了解是否存在损坏。

居家安全：各房间的检查清单
·····················

使用本书提供的清单对你的房间进行安全检查，对每个房间的潜在风险进行评估，这样才能使宝宝居住的环境更安全。及时安装安全防护设施或调整房屋布局，准备工作做得越仔细，当宝宝回到家时你需要担心的问题就越少。对照以下清单，你可能会发现自己家里各种潜在的风险：

浴　室
- 在浴盆和地面都要使用防滑垫；
- 使用防漏电插座；
- 把药品、维生素、化妆品、旅行洗漱包及清洁剂妥善地放在宝宝接触不到的地方，最好是放在上锁的橱柜中；
- 把吹风机、卷发棒等电器放在宝宝接触不到的区域；
- 把热水器设定在48℃以下，防止宝宝烫伤；
- 当你不再使用浴缸时，应把浴缸中的水排空，防止出现任何溺水的意外事故；
- 把马桶盖合上；
- 让浴室门保持关闭。

厨　房
- 不要把热的汤、食放到宝宝附近；
- 不要用微波炉加热宝宝的奶瓶，微波炉加热液体，易出现受热不均匀，极可能烫伤宝宝的嘴唇，正确的做法是把奶瓶放在一碗热水中加热；
- 把所有的清洁用品放在宝宝接触不到的地方，或是锁在橱柜中；
- 周围要放置一瓶灭火器，也须让宝宝接触不到。

起居室
- 把家具锋利的边角贴上防撞贴；
- 家养植物置于宝宝不能触及的地方；
- 电视机、书架及家具要稳固，不易翻倒；
- 让百叶窗、窗帘、遮阳帘的拉绳在宝宝触及不到的区域；
- 使用楼梯门栏和窗栅；
- 把低位搁架上的易碎物品或重物移走。

户　外
- 让楼梯和通道清洁无碎屑，包括雪、冰和浸渍物；

- 检查并去除所有悬垂的冰柱；
- 对楼梯和通道中的碎裂处进行修补；
- 如果你家有游泳池，为防止宝宝发生意外，应使用自动闭合的或自行上锁的围栏把泳池封闭起来，许多这样的设施在开锁时会发出警报声；
- 让宝宝与宠物保持安全距离。

婴儿猝死综合征（SIDS）

婴儿猝死综合征（下文简称"SIDS"）是指健康的婴儿突然出现意外死亡，死因虽然做了完整的医学评估但仍然无法解释。在过去的30年间研究人员已对SIDS做了大量研究，但是仍未能找到病因，SIDS并非因窒息、呕吐或梗阻引发的。一些专家认为婴儿的异常睡姿会导致SIDS，还有一些专家认为是环境因素，如二手烟。世界各地的专家都在研究婴儿的大脑、睡眠环境、炎症、免疫系统及基因等因素，以期找到阻止SIDS发生的方法。

虽然现在还没有方法能百分之百地预防SIDS的发生，但令人欣慰的是，父母或护理者可以采用很多办法来降低SIDS发生的风险。以下为父母们制订了一份建议清单，有助于降低SIDS发生的风险：

- "安全地睡觉"：宝宝每次睡觉，父母应及时纠正宝宝的睡姿，使他们完全仰睡，不要让宝宝俯卧或侧睡，直到宝宝可以自己翻身为止。
- 给宝宝使用结实的床垫，罩上尺寸合适的床单。
- 不要把柔软的床上用品或饰品放在宝宝的婴儿床上，如枕头、被罩或是毛绒玩具等。如果你使用毛毯，应远离宝宝的面部。还有一种办法是使用睡袋，睡袋在设计上能保暖，而且没有罩住宝宝面部的风险。
- 不要吸烟。在几乎每项SIDS的研究中，母亲吸烟都被视为是首要的风险因素。大量的研究证明母亲吸烟可能对宝宝神经系统的发育有不良影响。
- 在怀孕期间或是产后不要饮酒或使用药物。
- 母乳喂养有助于降低SIDS发生的风险。
- 按时接种疫苗。
- 婴儿尽可能和父母睡在一个房间，婴儿床与父母的床靠近，并为婴儿专设隔离物，出生6个月的宝宝可以与父母睡在一张床上。

- 可以使用安抚奶嘴，已证实午睡时间宝宝在床上使用安抚奶嘴能够降低SIDS发生的风险，但确切原因还不清楚。在发现反证之前，专家们建议宝宝可以长期使用安抚奶嘴。当宝宝睡眠时如果安抚奶嘴从口中掉落就不必再放入宝宝口中；如果宝宝拒绝使用安抚奶嘴，千万不要强迫其使用；如果你是母乳喂养，可以延后使用安抚奶嘴，或等到宝宝已适应母乳喂养之后再使用。开始使用安抚奶嘴时，由你来决定使用的时间长短和频次。
- 睡眠环境的温度不宜过高。对宝宝来说，室温凉一些比热一些更有益。研究人员认为，对婴儿而言，温度过高会影响宝宝正常呼吸和睡眠，最佳睡眠温度大致是20℃。早产儿或体重不足3.5千克的婴儿需要把温度调得略高一些。

妈妈健康程度对宝宝的不良影响

- 初次怀孕年龄不足20岁；
- 距上一次分娩不足一年；
- 产前检查缺失或过晚；
- 怀孕期间或之后吸烟；
- 胎盘异常；
- 怀孕期间体重增加较少；
- 贫血；
- 饮酒及滥用药物。

问： 我听说在宝宝的房间里放一个风扇能够降低SIDS发生的风险，是真的吗？

答： 因为风扇对室内空气循环是有好处的，可以改善室内环境的通风情况，降低二氧化碳重复吸入的风险，二氧化碳也是SIDS发生的风险因素之一。

问： 我对SIDS有所了解，并且我也知道当宝宝睡觉时室温应保持适宜，但我也不希望宝宝感到冷，我怎么确定他是冷还是热？

答： 摸一下宝宝的肚子来判断他是否感到冷。宝宝的体感温度不体现在他的手脚温度上，这些部位通常摸起来是凉的。在最初的几个月，可以让宝宝穿得比你厚一层。当宝宝逐渐长大、体重增加，穿着的厚度和你自己的保持一致即可。这种经验之谈存在例外，对于早产儿或出生时体重偏低的宝宝不适用，这些宝宝身体脂肪层偏薄，在最初几个月他们需要穿得更厚一些来保暖。

> **宝宝护理小贴士**
>
> 纯棉衣物具有很多优点，例如透气、吸汗，能够让宝宝整夜保持舒适。有些宝宝夜里醒来是因为感到脚凉，你可以给宝宝穿能罩住脚的连体衣，或是穿一双短袜。

问： 我把宝宝放成仰睡的姿势，但几小时后他变成俯卧睡姿了，我是不是该迅速把他翻过来变成仰睡呢？

答： SIDS大多发生于还不会翻身的宝宝。当宝宝已经具有独立翻身能力时，SIDS发生的风险已显著降低，这个时候你已经无须整个晚上看护宝宝了。

摇晃婴儿综合征（SBS）

摇晃婴儿综合征（下文简称"SBS"）是一种典型的、使宝宝大脑受到伤害的综合征。因为宝宝颈部肌肉不发达，头部大而沉，摇晃会使其大脑在头骨中向前、向后反弹，这样可能会引发脑肿胀、挫伤及出血，会导致严重的脑部损伤甚至死亡。

在宝宝出生后的很长一段时间，你会经常听到宝宝的哭声，这非常正常。有的宝宝可能很好抚慰，有的则每天哭上几小时，一些新手父母是由于宝宝连续的哭声而引起激烈反应。为防止这种极端情况出现，当宝宝哭得停不下来且无法抚慰时，你或看护人需要有策略地进行处理。

有许多办法可以让宝宝停止大哭。两周以内的宝宝通常是因为食物、尿布或是睡眠得不到满足而哭泣。到了第三周，即便你已满足了宝宝的基本需要，他还是一直哭，就需要父母了解如何抚慰宝宝，这样才能恰当、有效地做出处置。有关宝宝的抚慰技巧我会在后续章书进行讨论（包括一些如何使自己冷静下来的小贴士）。

在涉及宝宝安全的方面，有许多需要考虑的因素，但你无须感到烦恼。因为大多数父母都经历过"意外小事故"，他们的宝宝仍然安好。我对这样的小事故进行过思考，大多数情形是有惊无险的。有一位新手妈妈给我打电话描述了令她心惊的场景：当她进入房间时，发现宝宝在婴儿摇篮中动得厉害，毛毯正罩在宝宝的脸上，但万幸，宝宝并没有受到伤害，这时这位妈妈才明白让毛毯远离宝宝面部的重要性。我再次强调：当宝宝能够独立移动时，穿连体服或使用睡袋才是正确的。

·3·

为你的家庭
做出健康而环保的选择

当你发现自己怀孕后，你会有一种想保护宝宝的本能，你会越来越多地考虑要调整自身的行为和周围的环境来保证自己及宝宝的健康。你会吃更健康的食物、做运动，并让自己得到更多的呵护。只要吃健康的食物就能摄取充足的营养，真的这么简单吗？

在本章中，你会了解到如何为整个家庭做出更加健康的选择，本章并非围绕着你所处的环境指出每种潜在的危险并消除它，也不建议你那么做。重要的是做出你认为适合的改变，灵活的选择可以使你的家变得更宜居。

本章节分成三部分：怀孕期间的健康营养饮食，安全的个人护理品，绿色的家庭环境。

营养饮食

宝宝从你体内摄取需要的营养物质。你摄入的所有物质，无论是食物、水，还是空气，经过消化、呼吸系统，通过脐带传递给宝宝。脐带就像你与宝宝之间的桥梁，它传递各种营养物质并能消除二氧化碳和其他废物。现在，让我们开始把关注点放在孕期的健康饮食上，看一下如何做出最佳的饮食选择让你和宝宝受益。

问： 我听说应该"为两个人吃"，那么我需要额外摄入卡路里^①吗？

答： 假如你平时每天消耗1800～2000卡路里，那么怀孕的你每天则需要额外再摄入300卡路里。选择富含维生素和矿物质的食物，如新鲜蔬菜、水果和坚果，你可以尽量吃更多种类的食物。

> **宝宝护理小贴士**
> 以下这些小零食含有约300卡路里的能量：
> - 1杯脱脂酸奶加一个中等大小的苹果；
> - 1片全麦面包，辅以2匙的花生酱；
> - 1杯葡萄干全谷物麦片，半杯脱脂牛奶和一根小香蕉；
> - 1块100克的鸡胸肉和半个甘薯。

孕期需要哪些营养

蛋白质

为宝宝的细胞生长和造血功能提供支持。富含蛋白质的食物包括鱼类、花生、豆腐、瘦肉、家禽和蛋类。

糖 类

为孕妇的身体提供能量。含糖分高的食物包括面包、米饭、面条、水果和蔬菜，如果可能的话尽量选择全谷物的主食。

钙

有助于宝宝骨骼和牙齿的发育。在怀孕期间摄入钙非常重要，因为宝宝对钙的需求非常旺盛。钙除了让宝宝拥有健康的骨骼外，还有助于神经系统的发育，对宝宝正在发育的心脏和肌肉也至关重要。含钙量高的食物包括牛奶、干酪、酸奶、深绿色多叶蔬菜、豆类、沙丁鱼和鲑鱼。

铁

有利于防止孕妇出现贫血。铁的主要来源包括红色肉类、菠菜、谷物、鸭血等。

①卡路里：能量单位，被广泛使用在营养计量和瘦身手册上。（1卡路里≈4.1859焦耳）

维生素

有助于宝宝身体的全面发育，这仅是维生素的一部分功能。以下是你应该重点摄取的维生素。

- 维生素A：胡萝卜、深绿色多叶绿叶蔬菜、红薯等。
- B族维生素：动物肝脏、金枪鱼、燕麦、火鸡、坚果、香蕉、土豆、牛油果和豆类等。
- 维生素C：柑橘类水果、西蓝花、番茄、猕猴桃、草莓、哈密瓜和菠萝等。
- 维生素D：鲑鱼、马鲛鱼、金枪鱼、沙丁鱼、脱脂牛奶、可直接食用的谷物、蛋类、动物肝脏和奶酪等。

叶 酸

在孕妇孕早期有助于宝宝的智力发育。营养来源包括谷物、深绿色多叶蔬菜（如菠菜和芦笋）、米饭、青豆、西蓝花、牛油果、花生、生菜、番茄汁和橙汁。

问： 在我的饮食中应该尽量避免什么类型的食品?

答： 加工过的肉类，如三明治里的肉和香肠，含有亚硝酸盐。一些专家认为，长期摄入亚硝酸盐会导致特定类型的癌症。出于健康考虑，如果你喜欢吃三明治，可以选择购买有机肉类的，这种有机三明治在许多店都能买到，与普通肉类相比略贵一些。

对于孕期不可抗拒的饮食渴望，应避免不健康的零食类，它们含脂肪、糖和钠比例太高，而且这类食品含有人工合成成分，过多摄入这类零食会引发孕妇疲劳和过敏。你想吃零食的时候可以选择低脂酸奶、黑巧克力或一些新鲜水果。

问： 我感到很困惑，我喜欢海鲜并且一直认为这很健康，但是现在我听说吃海鲜的时候需要限量。这是为什么，我吃多少鱼是适合的?

答： 鱼类是健康饮食的重要组成部分之一，蛋白质和ω-3脂肪酸的含量很高，但也可能含有汞和多氯联苯（有毒的工业化合物，长期接触，对胎儿会造成严重的健康风险）。如果孕妇摄入过量的汞会对宝宝大脑及神经系统发育产生危害。

那么鱼类的安全摄入量应该是多少呢？每周可食用各种海鲜共360克。推荐食用量为100～200克，食用含汞量低的海鲜，诸如虾、比目鱼、扇贝、螃蟹、罐装淡金枪鱼、鳕鱼等。通常体形越大的鱼含汞量越高。

问： 在孕期什么样的食物会给我或宝宝带来健康风险呢？

答： 为避免摄入细菌或病毒，根据美国食品药品监督管理局的说明，建议孕妇远离软奶酪、熟食肉类和生豆芽。

对孕妇来说，再次发芽的蔬菜和未经高温消毒的水果蔬菜汁都不安全，因为可能带有沙门氏菌或大肠杆菌。火候不够的肉类、禽和蛋类也会增加食品传染疾病的风险。

问： 我非常想吃泡菜和冰激凌，这是为什么？

答： 日常饮食是身体获得维生素和矿物质的重要方式，想吃特定食物可能你的身体缺少它们。一些孕妇想吃冰激凌或其他食品，不必惊慌，联系你的医生，只需对你的日常饮食稍做调整，就有助于你缓解对这些食物的渴望。

宝宝护理小贴士

孕妇会产生对各种食物的渴望，咸菜、红肉类、冰激凌、水果、蔬菜，各种情况都有。许多孕妇的口味甚至发生了天翻地覆的变化，怀孕前不爱吃的食物变成了"心头好"。

个人护理品

孕妇个人护理品是指以涂擦、喷洒或其他类似的方法，散布于孕妇身体表面任何部位（包括皮肤、毛发、指甲、口唇等）或口腔黏膜，以达到清洁、消除不良气味、护肤、美容和修饰目的的孕妇专用日用化学工业用品。孕妇个人护理品是根据女性在孕产期肌肤养分结构、肌肤生理特点和使用安全性，专业配制的肌肤养护产品和专业彩妆防护产品。具有天然性、安全性、专业性、有效性、基础性五个特征，产品中不含重金属、酒精、激素、矿物油、人造色素、石油副产品、基因改造成分、促渗剂和化学香精，对胎儿和孕妇无伤害，同时可以有效改善孕妇、产妇的肌肤问题并保护肌肤。

绿色家居

为孕妇和出生后的宝宝营造一个健康的居住环境尤为重要，很多研究已经证明，家居装饰或家装材料可能含有有害物质。有时候只需做出小小的改变，家庭的安全系数就会大幅提升。

挥发性有机物（VOCs）是从特定固体或液体中排放出来的，会引发众多的健康问题，短期影响是流鼻涕、头痛，长期影响是视觉和听觉损害，并且致癌。挥发性有机物水平一般是内高外低，这是因为家中使用的涂料、合成木材家具、清洁用品和空气清新剂都含有这种成分。

聚氯乙烯（PVC）就是我们大多数人都知道的塑料，家里浴帘及衬垫的材料就是由它制成的。聚氯乙烯对人体和环境是有害的，对未出生的宝宝和婴幼儿尤其有害，会带来长期的健康问题。

问： 我如何能让自己的家庭环境中减少挥发性有机物?

答： 保证家里良好的通风是关键。若你使用涂料、清洁用品、气溶胶制品，应确保充分开窗通风，引入室外新鲜空气，并限制家人接触的时间。最好购买挥发性有机物含量低或不含挥发性有机物的产品，现在这样的产品越来越容易在各种家装店买到了。

问： 聚氯乙烯似乎无处不在，我如何避免让家人和未出生的宝宝接触聚氯乙烯？

答： 如果你不能把聚氯乙烯从你周围彻底消除，你可以采取一些措施。总的来说，当你购买家居用品时，检查一下，确保它们不含有聚氯乙烯、二噁英或邻苯二甲酸盐。如果你对某一特定产品是否含有这些成分有疑问时，可以联系厂家或在线查询。如果托儿所或是月子中心使用这类的产品，应询问一下管理人员，并在他们的配合下替换潜在的、有危险的产品。你有权保护自己的家庭成员免受此种危险材料的伤害。

> **宝宝护理小贴士**
> 避免购买聚氯乙烯浴帘或衬垫，较安全的替代物是聚乙烯-醋酸乙烯酯（PEVA）制成的产品，这是一种不含氯的塑料，比聚氯乙烯更安全，在很多大型零售店有售。

问： 我正在努力为宝宝营造一个健康安全的睡眠环境，儿童房的墙壁应该使用哪种类型的涂料？

答： 尽量使用儿童专用漆或"低聚氯乙烯"标签的涂料，这些涂料不含对宝宝呼吸系统有害的物质。

问： 我们想节省开支，想为宝宝的儿童房购买二手家具，我们应该怎么选？

答： 这个想法很好，二手木质家具既安全又经济，一定要选择实木而不是复合材料的家具。

问： 我们正在翻新宝宝的儿童房，应该选择什么类型的地板？

答： 选择天然木质地板，例如硬木、竹子、软木或是强化木地板。如果可能的话尽量避免铺地毯，因为地毯会隐藏霉菌、细菌或化学残留物。

问： 在外面买东西时我注意到有很多款有机婴儿服。我知道有机食品，但是宝宝的衣服也必须是有机的吗？

答： 不需要，你给宝宝买非有机的衣服也不会损害宝宝的健康。有机纯棉衣物是指在棉花生长时没有使用农药，但并不能确定标有"有机"的婴儿衣物没有经过化学方式处理。因此，要买适合宝宝的衣物。对婴幼儿来说，纯棉面料的衣服就很适合。所有的新衣服，在宝宝穿之前都要使用中性洗涤剂清洗。

宝宝护理小贴士

如何清洗宝宝衣物：首要原则是在宝宝穿新买的衣物之前，至少洗涤两次。第一遍清洗时要使用热水，帮助去除织物中残留的化学物质。第二遍可以使用有机洗涤剂，也可以使用温和、不含香料的洗涤剂。

建议父母和其他护理者都改用温和洗涤剂护理衣物，因为它们也会接触到宝宝娇嫩的皮肤。

问： 我听说有很多种塑料都是有害的，如何判断哪些塑料是安全的？

答： 家中有许多日常用品都是由塑料制成的，最好尽量使用无双酚A（BPA）的塑料制品，尤其是你直接接触的消耗品。几年前FDA（美国食品药品监督管理局）已发出指示，双酚A对未出生的宝宝和婴儿都有不良影响。

问： 我听许多人说奶瓶类产品不得含有双酚A，但是我担心宝宝吃饭时坐的高脚椅含有这种化学物质。

答： 现在的研究支持这种观点：双酚A的危害主要源自食用，而非皮肤接触。奶瓶、杯子、橡皮环和玩具不能含双酚A，因为这些物品频繁接触宝宝的嘴部。高脚椅并不是宝宝直接接触的物品，因此这不是主要危害来源。如果依然比较担心的话，选择高脚椅时，就选择无双酚A材质的。

问： 我使用塑料膜、食品级塑料容器，这些产品安全吗？

答： 塑料容器便宜、实用，检查一下你家的塑料容器：如果它们有刮痕或是白斑，就应该丢到回收桶里了。塑料容器的使用寿命不长，当塑料遇热，一些有害物质就会渗入加热的食品中，即便有些容器标有"微波炉可用"。使用玻璃器皿加热食品更安全，也应尽量使用玻璃器皿存放食物。在商店里可以买到各种价位、规格和形状的玻璃器皿。

宝宝护理小贴士

如果你希望家居用品更环保一些，可以逐渐淘汰家里的各种塑料容器，开始使用玻璃器皿，很多大型零售店、厨具店都有玻璃制品出售。

问： 商店里有许多种类的家用清洁剂，我应该怎么选呢？

答： 许多清洁产品含有有害的化学物质，在使用时，吸入这些气体易感到喉咙发紧。为避免清洁产品中的有害化学物质，你可以使用小苏打或其他天然成分的清洁剂。

如果选择在商店购买清洁剂，最好购买一些大品牌的清洁剂，这样品质更有保障。避免让宝宝接触到清洁剂。

宝宝护理小贴士

　　如果你不得不使用含有化学物质的清洁剂，使用时应开窗通风。对于宝宝直接入口或接触嘴部使用的物品千万不要使用强力清洁产品来清洗。

问： 我喜欢染发，在孕期这样做安全吗？

答： 我对染发的建议是孕期最好不要染发。如果一定要染发，需打开窗户充分通风并选择天然的美发产品。

问： 免洗洗手液使用起来安全吗？

答： 在没有肥皂和水的情况下，偶尔可以使用免洗洗手液。免洗洗手液含有三氯生（一种有机化合物，也是一种广谱抗菌剂），这种物质广泛添加到洗手皂、沐浴露等日化用品之中，我们的皮肤会吸收三氯生，最好选用不含三氯生的日化用品。

问： 我喜欢空气清新剂和香熏蜡烛的气味，是否应该在孕期停止使用这些产品？

答： 我的建议是应该在孕期远离空气清新剂和香熏蜡烛，因为它们都是添加了化学物质的人工合成香氛。蜡烛燃烧时会排烟，一旦吸入对人体有害。在很多商店都可以买到天然精油，它们可以很好地取代化学制剂的空气清新剂。如果空气清新、环境允许，最好的方法是保持开窗通风。

宝宝护理小贴士

在家里使用精油自己制作空气清新剂，可以按自己的喜好制成多种气味的香薰，如薰衣草、茉莉、凤梨或桉树味等。使用这种空气清新剂可以消除房间异味并使室内空气保持清新。还有一个办法同样可以使房间气味清新：把丁香花插在橙子皮里或把几个柠檬和酸橙放在盘子里都有效。

问： 我注意到现在到处都是"绿色"和"有机"干洗店，我的衣物一直采用普通干洗，是不是也应该换一种干洗方式呢？

答： 没必要。在怀孕期间尽量不要穿需要干洗的衣服，不要把宝宝的任何物品进行干洗。把干洗衣物放在你不易接触到的地方，在你穿它们之前至少放在通风处一天以上。

尿布与一次性纸尿片的利与弊

在使用尿布还是一次性纸尿片之间做出选择，对你而言是一件需要多方面考虑的事情，其中包括对环境的影响、宝宝健康、方便程度、成本等。下文给出了一些看法和观点，有助于你对自家宝宝选用何种尿布做出判断。

尿 布

现在可供选择的尿布有很多种。偶尔还有人在使用老式衣夹式或小方布式的尿布，现在还有很多种更方便、更新式的选项。

▶ **使用尿布的优点**

• 尿布没有填充物；

• 使用尿布的宝宝如厕训练更快些，因为他们比使用一次性纸尿片的宝宝更容易感觉到潮湿；

• 与一次性纸尿片相比，使用尿布出现尿布疹的概率更低一些，因为尿布需要更及时地更换；

- 宝宝用过的尿布清洗后可以留给第二个宝宝进行再利用；

- 如果父母需要了解宝宝每天的尿量，尿布会更直观；

- 研究表明，在家里洗涤、晾干尿布对环境的影响最小，而且最经济实惠。

▶ **使用尿布的缺点**

- 洗烫尿布费水费电；

- 需要更频繁地更换；

- 有污渍的尿布需要放在一个尿布桶里，直到父母或看护者有空闲才能清洗，尤其是宝宝开始吃固体食物后，气味很大；

- 清洗尿布意味着你接触污秽物的时间更长；

- 与一次性纸尿片相比，使用尿布会污染床单和衣物，即便更换时宝宝配合，看护者经验丰富、方式正确，也会很麻烦；

- 如果你们外出，有污渍的尿布带回家不方便，你又不能把尿布直接扔在外面；

- 虽然买尿布的花销可以摊销在整个使用尿布的时间段里，但初始阶段的成本投入比一次性纸尿片要高。

一次性纸尿片

纸尿片有防漏设计，用起来方便，纸尿片的规格按婴儿年龄和体重来划分。你可以先试用几个品牌，你感觉哪个品牌更适合宝宝就可以一直购买。

▶ **一次性纸尿片的优点**

- 易于处理，你可以把用过的纸尿片直接扔进垃圾桶；

- 与尿布相比，纸尿片在出行时使用更方便；

- 与尿布相比，纸尿片一般很少污染床单和衣物。

▶ **一次性纸尿片的缺点**

- 宝宝出现湿疹的概率更高，因为纸尿片透气性差；

- 对宝宝的如厕训练有不利影响，因为宝宝穿上一次性纸尿片后，想尿尿时一般不会告诉你；

- 一些环保人士认为，一次性纸尿片的生产与使用对环境的不利影响更大。

待产、分娩和产后阶段

·4·

怀孕的最后阶段

重要的时刻即将到来，你要开始考虑分娩时的后勤保障了。怀孕的最后三个月身体会有什么反应呢？发生什么样的征兆时就为分娩做准备呢？你应该什么时候去医院呢？在本章我就以下方面的问题给出一些建议：如何缓解在怀孕最后三个月出现的不适以及如何辨别待产的各种迹象。同时也向你介绍一下医院的接诊程序，了解分诊和待产室。最后，我会讲述分娩过程，这是一个非凡的时刻，你将与宝宝见面。

孕期中的大多时间是你在适应身体的各种变化，基本都在规划中度过，然而到了最后三个月，重点已不再是该准备什么，而是你与家人越来越强烈的期待，同时你也许会紧张不安。不要把"宝"压在你的"预产日"，预产日只是对宝宝出生日期的一种预测。有的宝宝比预产日要早很多出生，而有的宝宝则延迟较长时间出生。一般来说，宝宝实际出生的日期是在预产日期前后的两周内，正常的孕期一般为37~42周。

怀孕的最后三个月，是非常重要的阶段，因为宝宝许多重要器官的发育会在怀孕晚期完成。有人把这个阶段称为"宝贝蜜月期"，与你的爱人共享这段时光，一起休息、放松、期待宝宝的到来。在最后三个月坚持散步对你非常有益，有助于释放焦虑情绪，同时有助于待产时身体的健康。

在最后三个月结束时你的宝宝已经足月，正等待来到这个世界的正确时机。根据统计，宝宝出生时平均体重是3.4千克，平均身高是0.5米。"平均"只是一个宽泛的范围，只涉及婴儿的身高和体重。

孕晚期的身体不适

当你快要临近孕期尾声时会有许多提示性迹象。与先前几个月精力充沛的健康状态相比，你的状态可能会变差。宝宝不断增加的体重，会使你感到诸多不适，这时你可以做很多事情来缓解身体不适。同时这些不适也在提醒你：你很快就能将宝宝拥在怀里了！

问： 我在怀孕中期感到精力充沛，但在最后三个月的每天下午都需要小睡一会儿。但当我躺在床上时，为什么很难入睡呢？

答： 在孕晚期感到精力不足甚至精疲力竭是很普遍的，只要条件允许，你就应该多休息。当你睡觉时想保持一个舒适的姿势可能很困难。如果你整夜地翻身，想摆脱臀部疼痛，可以尽量让自己处于半下弯的姿势来支撑身体，可以把枕头放在身体的不同位置为你分担压力：当你侧躺时，在两腿之间放一个枕头，腹部下边也垫一个枕头。在睡前两三小时尽量少饮水，这样会减少你中途醒来上厕所的次数。

问： 为什么我总是感到气短？

答： 因为宝宝正在你的腹中发育，他的发育使你的横膈肌受到压迫，使你感到呼吸困难。

保持正确的姿势会有助于你呼吸顺畅，同时使横膈肌更好地工作。如果你因为气短在晚上很难入睡，用枕头来支撑身体应该有所帮助。在怀孕的最后几周，你的宝宝会进一步落入骨盆，对横膈肌造成的压力会减轻。在孕期尽量保持运动，对你的心肺功能有好处，但也不要过度运动。孕期运动要注意两方面：缓慢热身，缓慢拉伸。

问： 为什么我的臀部和髋关节开始疼痛，我可以做些什么来缓解这种疼痛?

答： 孕期分泌的激素会使髋关节和臀部的关节变松弛，这样有利于分娩。保持正确的身体姿态和良好的身体机能，可在一定程度上避免疼痛和损伤。许多孕妇穿托腹带能缓解疼痛，这样可以减轻胎儿增大带来的压迫感，同时也有助于优化宝宝在子宫内的姿势。

有一些简单常规的伸展运动可以放松紧张的肌肉，帮助你减轻背部、臀部的疼痛，产前瑜伽和普拉提可以达到这一目的。如果你出于经济方面的考虑或是没有充足的时间参加形体学习班，在市面上可以买到很多关于产前瑜伽和普拉提教程，可以在网上观看视频，你可以见缝插针地练习，同样很有帮助。

产前按摩也是一个好方法，能缓解臀部疼痛、减轻肿胀、改善睡眠、缓解紧张情绪。还有一个简单易行的办法就是洗热水浴。

问： 我现在从下背部一直到脚都在痛，我怎么做能感觉舒服些?

答： 现阶段宝宝正靠在你的坐骨神经上，所以导致你下背部疼痛，并向下一直辐射到你的脚背部。通过行走、伸展运动、做瑜伽或其他形式的运动来活动你的身体，这些运动会促进宝宝在你的子宫中移动，一旦他移动就会消除这种疼痛。上个问题中介绍的有关缓解臀部疼痛的方法也适用于坐骨神经痛。

问： 我感觉腹部非常痒，该怎么处理?

答： 在孕期腹部经常发痒是因为皮肤拉伸和收缩而引发的干燥造成的。尽量不要用手抓挠皮肤，这样会使皮肤变得更痒。可以使用止痒的沐浴液和含有维生素E的保湿膏定期进行护理。当你洗完澡或晚上上床前都可以进行保湿护理，并养成习惯。

如果腹部发痒还伴有皮疹，可能是孕期荨麻疹，这种皮疹通常出现在初次怀孕的孕晚期。荨麻疹瘙痒难耐，可能持续到产后两周才消退。你可以咨询医生，口服给药或使用止痒膏。

问： 我总是睡到半夜时因腿部痉挛而醒来，我要怎么做才能预防或是减轻这种疼痛呢？

答： 腿部痉挛是肌肉突然收缩造成的，会引发剧烈疼痛，一般发生在晚上。出现痉挛的原因包括怀孕阶段血液循环发生改变，腿部肌肉承担过重的体重，正在发育的宝宝对腿部的神经和血管造成压迫等。

要预防腿部痉挛，在晚上入睡前可以拉伸，按摩大腿、小腿和踝关节，或来个热水浴放松你的肌肉。当出现痉挛时，让你的脚趾弯向身体方向几秒钟，或是在凉地板上走几分钟都可以缓解疼痛。

问： 是什么原因使我的腿部出现静脉曲张呢？

答： 静脉的功能是把流到全身各部分的血液输送回心脏。孕期激素会使孕妇全身血流量增加，使原本闭合的静脉瓣膜分开；正在发育的胎儿也会压迫骨盆静脉腔和腿部静脉，出现静脉曲张。静脉曲张常发生在孕妇的腿部和脚部，因为肢端血管远离心脏，它们不得不"更加努力"才能让血液回流。

为了预防静脉曲张，应该尽量伸直抬高你的腿，每天抬腿数次，使腿尽量与身体呈直角，一次2～5分钟。要避免久坐或久站。如果你坐着，要避免两腿交叉，因为这样会影响血液循环；如果你躺着，用一个枕头垫在脚下，尽量让脚抬高一点儿。每天散步和运动也有助于预防静脉曲张。如果有症状，还是要及时就医。

问： 我现在怀孕35周，痔疮越来越重并且很疼，我该怎么办？

答： 痔疮属于直肠区域的静脉曲张，会引发痛、痒，在排便时有时会出血。为预防便秘，可以多吃纤维含量高的食物，多喝水。睡觉时应该侧睡而不是仰睡，这样可以缓解直肠静脉的压力，还要避免久坐或久立。凯格尔体操对于加强该区域的血液循环非常有效，在大浴桶中坐浴能够起到缓解痔疮的效果。

在你分娩后痔疮极有可能是几周内仍无好转。医生会给你开一些药物来缓解肿胀，护士可能给你推荐温水坐浴方式来减轻疼痛。

宝宝护理小贴士

为了避免痔疮带来的痛苦，一定要多喝水、多吃含高纤维的食物。下面列出一些高纤维的食物：树莓、杏仁、苹果、全麦面包、豌豆、梨、糙米、西蓝花、香蕉、燕麦片、胡萝卜、橘子、洋蓟。

问： 是否有办法消除我腹部的妊娠纹？

答： 微红或略带紫色的妊娠纹是因为你在孕期的体重增加、皮肤延展所致的，对于妊娠纹还没有有效的改善方法，只能随时间渐渐变淡。当你体内摄入充足的营养会使你的皮肤得到改善，因此你要摄入足够的维生素E和脂肪酸。你也可以产后与皮肤科医生进行沟通，使用激光治疗来淡化这些斑痕。

问： 每天一到晚上我的手和脚总是肿胀，这正常吗？

答： 在你怀孕阶段身体出现轻微肿胀是正常的。尤其是天气转热，长时间久坐或久立后，当天晚上出现肿胀较常见。可以活动起来，伸展身体，然后休息一下，再四处走走。每天把脚抬高数次，活动脚踝来促进血液循环。也可以靠左侧睡让你的肾脏工作得更有效率。

　　在怀孕期间，尽量不要穿高跟鞋，换上舒适的平底鞋，会缓解脚部肿胀。如果突然出现极度的肿胀（尤其是手和面部），或是伴有头痛、视物模糊或是眼前有斑点，应立刻与医生联系，这可能是妊娠高血压的征兆，需要尽快就医。

问： 在预产期前几天，我每次打喷嚏都会漏尿，这正常吗？如何才能预防？

答： 在孕晚期和分娩阶段，孕妇出现漏尿现象比较常见，但绝不是正常的。宝宝在子宫中产生压力并作用在骨盆区域，会引发漏尿或其他症状，无论是刚生完宝宝还是以后的生活中，都可能会产生性交疼痛或骨盆疼痛。在怀孕阶段你可以采取一些措施进行预防，而且在产后你可以进行练习来缓解漏尿。我建议你在产后咨询一下医院的康复科，给你推荐一位理疗师，宜早不宜迟。

问： 应该从什么时候开始更频繁地到医院复查，而不是现在的每月一次？

答： 在怀孕的最后三个月你应该更频繁地去医院复诊，最后一个月你可以每周都复查一次。在常规复查时医生会听一下宝宝的心跳，检查你的血压，对你和宝宝的整体健康情况做个评估，也可能测量你的腹围。对体重进行评估以确定宝宝是否正常增重。

你有任何疑问都可以与医生沟通，一般问诊时间比较短，因此来之前可以把你想问的问题列个清单一并带来。

待产迹象

了解待产的迹象非常重要。怀孕后期请密切关注宝宝"释放"给你的信号：

- 与假性宫缩相比，宫缩变得更加不适或更疼；
- 背部能感觉到疼痛；
- 宫缩持续时间长；
- 宫缩强度增大；
- 宫缩更加有规律；
- 宫颈开始扩张；
- 胎头下降；
- 少量的阴道流血（见红）。

问： "见红"是什么意思？

答： 孕妇孕晚期出现少量阴道流血，也被称为"见红"。在分娩前24~48小时内，宫颈口开始扩张，使其附近的胎膜与子宫壁分离，毛细血管破裂，少量血液与宫颈内黏液一起排出。见红一般是孕妇待产前的重要信号，见红后24小时内就会开始阵痛，进入分娩阶段。也有一部分孕妇在见红后几天甚至一周后才进入分娩阶段。

问： 这周感觉宝宝在子宫中的位置很低，宝宝已经开始向下移动了吗？

答： 在你怀孕快结束时宝宝会下降至骨盆处，子宫的位置也会发生变化，这就是你的腹部看起来有些不同的原因。有些头胎孕妇在预产期之前一个月就会出现这种状况。对于很多二胎母亲，宝宝的位置可能到了待产开始时才会下降。

宝宝入盆时你还会注意到一些其他的变化。例如，许多孕妇会感到呼吸变得顺畅，这是因为作用在横膈肌上的压力有所缓解；你也会感到胃部灼热得到改善。同时，下背部和骨盆也会感受到更大的压力。

问： 我在待产前会有稀便吗？

答： 孕激素会在待产开始前一两天促使孕妇排稀便。如果排稀便的同时还有其他待产迹象出现，这时你应该给医生打电话，准备去医院。

问： 如果我的羊水破了，确定就是要生了吗？

答： 在怀孕和待产方面这是一个常见的问题，很多孕妇想知道羊水破裂是什么感觉。实际上，大多数待产是从宫缩开始的，出现宫缩或是羊水破裂，这都是正常的。如果你的待产是从羊水破裂开始，很快就会出现宫缩。

问： 我很担心会在公共场所出现羊水破裂，如果真是这样，我该怎么办？

答： 当你羊水破裂时要放松，因为每位孕妇的情况是不同的：有的会突然涌出，有的则是缓慢渗出。羊水涌出后，你需要换一下内衣或铺上卫生巾。

宝宝护理小贴士

当你羊水涌出时须注意一下时间和羊水的颜色。羊水应该是无色的，如果是绿色或棕色，可能含有胎便——宝宝第一次排的便。如果你看到羊水带颜色也不要紧张，立刻联系你的医生，准备去医院。

问： 我现在怀孕39周，今天我进行周复检，医生告诉我说宫颈扩张1厘米，有50%展平，宝宝是0位，这是什么意思？

答： 使用一些医学术语对你的宫颈条件和宝宝在骨盆中的位置进行说明，无法预测你什么时候能进入待产或分娩，在你进行阴道检查时，医生能够触摸到你的宫颈，在待产时宫颈会张开，这样宝宝的头部能够顺利进入产道。通过对宫颈进行检查，医生可以预估待产进程。

宫颈开口的进程被称为"扩张"，宫颈变薄的过程被称为"展平"。扩张的测量单位是厘米：当宫颈口达到10厘米意味着完全打开。展平的测量单位是百分比：当宫颈展平到100%是完全变薄。医生也会对宝宝的位置进行检查，看是否已经下沉到产道中，位置划分从-4（宝宝还未进入骨盆）到0（这时宝宝的头部位于你的耻骨处，开始进入骨盆）到+4（这时可以分娩了）。

问： 第一次待产的平均时长要多久？我的一些朋友，她们有的待产时间很短，有的却很长，差别在哪里呢？

答： 每位怀孕女性都关心这个问题，但是很抱歉，这个问题无法回答。每一次待产和分娩过程都是独一无二的，就算是同一位母亲每次待产时长差别也会很大。头胎待产的平均时间为12~14小时，这个数据是依据美国妇产科学学会的研究给出的。许多因素都会影响待产的进程，因此不能简单回答你需要多长时间。

一些可能影响待产进程的因素，例如：

- 腹中宝宝的位置；
- 产妇膀胱的充盈度；
- 产妇的恐惧感；
- 产妇的信心和得到的支持；
- 药物和医疗干预。

问： 在去医院之前需要做什么身体准备吗？比如灌肠或刮阴毛。

答： 许多年前在待产早期给女性进行灌肠是一种惯例，是为了孕妇在分娩前排空肠道，但是这种惯例已经取消。现在是否接受灌肠的主动权取决于孕妇，如果你在这方面有任何疑问，可以在产前检查时询问医生或护士。孕期的女性一想到待产期间的排便问题便会感到尴尬，不要让这种想法困扰你，原因有以下几点：第一，在待产期间会有其他问题分散你的注意力，你可能都不知道自己是否有便意；第二，你身体下面铺了一次性垫纸，可以快速地移走，除了医生护士，别人根本看不到；第三，这期间你的全部注意力在分娩宝宝这件事上，根本没时间想其他事情。

关于剃阴毛，没有医学原因要求一定要这么做，一切由你自己决定。如果你是剖宫产，手术刀口处的阴毛需要剃除，这些准备工作会由护士完成。

问： 在待产早期我希望尽量在家里多待一会儿，你有什么建议吗？

答： 如果这是你第一次分娩，只要你感觉可以忍耐，就可以待在家里，因为待产是一种渐进的过程。以下有几个小贴士，当你处于待产早期时，有助于你在家里做准备并放松身心。

- 事先与你爱人沟通并制订一个待产的计划。例如，有事你给谁打电话，谁负责收拾行囊，如果行囊没准备好怎么办，当你要去医院时乘坐什么交通工具？
- 待产早期你在家里吃什么、喝什么，预先与医生进行沟通。待产及分娩需要尽可能多的能量，在家期间要为自己补充充足的水分和热量。
- 看一些喜欢的电影，最好是喜剧片，一方面可以分散对宫缩的注意力，另一方面也能打发时间。
- 不要恐慌，因为恐慌情绪会加剧疼痛。让自己保持放松有助于加快宫颈扩张的速度，让你的待产进程加快。

问： 妻子和我时时刻刻都盼望着宝宝的出生，但我担心不能把她及时送到医院，有什么建议吗？

答： 作为宝爸，把宝妈及时送到医院是他最重要的工作之一，头胎的待产时间一般会持续14小时，知道这一点有助于你有充足的时间把产妇送到医院。如果这是你的第二个宝宝，一旦待产症状出现，你应该尽快把产妇送到医院，因为第二胎的待产进程会非常快。

自己制订一份事项清单，把去医院的各种备品都列出来，或提早把这些物品都打包好放在一起。这样，当宝妈处于待产状态时，你需要做的事只是开车把她送到医院。

预产期之前的几周里，你最好开车去趟医院，熟悉一下路线、入口区域和停车场。为汽车油箱加满油，并想好一旦堵车如何变更路线，不要因为紧张而超速行驶，以免发生车祸。

宝宝护理小贴士

在待产和分娩期间，你可能会处在意料之外，例如，待产进程停滞，宝宝臀位转动或心跳变缓等，除了极少见的紧急情况外，你都有时间自己来选择用哪种医疗方案。

当你为分娩做准备时，多看看有关待产和分娩方面的正面信息，有助于你在宝宝出生前、出生期间和出生后的身心放松，让你更完整地体验分娩的每一个阶段。一定要与你的爱人进行沟通，当你到达医院，你们将共同迎接宝宝的降生。

·5·

入院和分娩

本章我主要针对新手父母在医院需要注意的常见问题来分享一些建议。

入 院

产妇在进行入院观察的时候，需要做什么；待产阶段，又会出现什么情况，关于这些流程方面的专业意见比较少，这些看似微不足道的流程其实也非常重要。关于产妇入院观察和之后的流程，本章将提供详细信息。

问： 当我们到医院的时候，我妻子是否可以直接进产房?

答： 一般不会，除非她马上就要分娩了，这种情况非常少见。当你停好车后，首先你要去产科登记处。提前登记是一个不错的选择，这样入院的时候，可以避免很多麻烦；提前登记后，你会从医护人员那里收到一个登记信息包，有时候工作人员也会直接帮你处理之后的事宜。

入院登记不会花费太长时间，而且护士会帮你处理。当你完成这些手续之后，住院部的人员就会把你的妻子送到产房所在楼层或者告诉你具体位置。

问： 当到产科的时候，医生让我去待产室，待产室是什么地方呢？

答： 待产室是产房的一个分区，医生会在那里帮产妇做一些相应检查，观察宫颈口扩张的程度并监控子宫收缩的情况，然后确认产妇是否可以进产房。如果确认已经处于分娩状态，那么产妇就可以直接进产房；如果不是，需要更多的时间进行观察。

问： 医院的产房一般是什么样子的？

答： 产房有LDR（待产、分娩、恢复的单人房间）和LDRP（待产、分娩、恢复及产后的单人房间）两种，你需要确认医院提供的产房类型。一般一些比较大的医院会提供LDR产房，产妇会在这个房间进行分娩，然后恢复几小时。之后就会被送到产后恢复室，在接下来的住院期间，妈妈都会在恢复室进行产后恢复。当妈妈转到产后恢复室时，有专门的产后护理护士监测妈妈和宝宝的情况。如果是在LDRP产房生产，那么妈妈在分娩和产后的整个住院期间都会在同一个房间。

这两种产房都会让产妇、陪产者和宝宝感到非常舒适。产房里设施齐全、环境卫生，尤其是分娩床，在待产和分娩的时候，可以根据需要调整位置。这些产房的装修风格一般都是家居风格，并且安装了所有必需的医疗设备，以保证产妇的分娩安全。

这两种产房里都提供减轻产痛的所有医疗措施，包括无痛分娩。许多产房都配备有摇椅、供陪产者休息的床、冰箱、存放物品和衣服的衣柜。除此之外，还有可供淋浴的浴室，有的甚至还有浴缸。但这两种产房都无法进行复杂的剖宫产手术。

分娩第一阶段：宫颈扩张

　　分娩通常有四个阶段。第一阶段，为胎儿娩出做准备，宫缩会扩张宫颈口，至宫颈口完全扩张到10厘米为止。这一阶段可以进一步分为三个步骤——早期、活跃期和过渡期。对于大多数产妇来说，早期的宫颈口会扩张1~3厘米，持续时间最长。然后，进入活跃期，宫颈口继续扩张至5厘米。过渡期之后，分娩第一阶段结束，然后进入第二阶段。在第二阶段，当宫颈完全扩张后，胎儿开始娩出，直至胎儿与母体分离。第三阶段，胎盘会和子宫壁分离，胎盘在胎儿娩出后半小时之内娩出。第四阶段，医生确认你和宝宝状态稳定，护士会检查你的子宫，观察子宫是否开始缩小。

　　让我们更加详细地谈一下第一阶段中的三个步骤。当你了解后，就会知道每个步骤需要做什么。

　　宫颈扩张：1~3厘米

　▶ 孕妇可以：

　·四处走动；

　·经常变换姿势；

　·补水、补水、补水。

　▶ 爱人可以：

　·备好待产包；

　·帮助产妇放松；

• 引导产妇分散注意力，获得愉悦感。

产妇经验分享

产妇分娩过程中的状况各不相同，为了更多地了解分娩过程，可以聆听一下其他妈妈的分娩经历。我曾经花了超过一年时间和很多新手妈妈交谈，从她们那里听取分娩时的感受。下面是两位妈妈讲述她们在分娩早期的一些感受和经历。

"早上五点的时候，宫缩开始，每12分钟一次，比较强烈。但是我还是简单地冲了个澡，吃了一份清淡的早餐，然后打电话给医生。到了九点的时候，宫缩频率达到每5分钟一次，这时我和我爱人马上准备好行李，开车去医院。到了医院后，宫缩十分强烈，我几乎不能走路。产科住院部的医护人员直接送我进入产房。那会儿我一直不断地呻吟，过后感觉非常丢人，但当时真的一点儿都顾不上丢不丢人，我就感觉宫缩强烈，痛得要命。等我们到达产房，医生给我检查发现我的宫颈口已经扩张到4厘米了。"

——安吉拉（28岁）

"我是晚上10点的时候开始宫缩，8~15分钟一次，不是很有规律。我给助产士打电话，她让我先休息，如果宫缩周期变短，就再给她打电话。后来我时睡时醒，根本没法好好休息。第二天早上6点，我又给助产士打电话，她让我去医院做一下检查，因为那会儿我仍然感觉到宫缩，但没有变得更强烈。到医院后，我被送到待产室，护士给我做了检查，说我的宫颈口扩张到2厘米，宫缩减缓很多——大概是每15分钟一次。他们建议我可以回家待产或者在医院四处走动一下，看能不能促进分娩。九点的时候我决定回家待产，因为我们家离医院只有20分钟的车程。我昨天晚上几乎没睡，到家后我睡了2小时。当我醒来的时候，我马上就感觉到宫缩变强烈了，比昨天要强烈得多。上午11点半的时候，我们又到了医院，这时我的宫颈口已经扩张到5厘米，我非常开心。"

——凯莉（32岁）

宫颈扩张：4~8厘米

▶ 产妇可以：

• 去医院；

• 练习呼吸技巧；

- 练习放松技巧；
- 使用分娩球；
- 坐在摇椅上；
- 散步；
- 经常变换姿势；
- 洗个热水澡；
- 补充水分。

▶ 陪产者可以：
- 给产妇提供体力和精神上的支持；
- 给产妇做按摩；
- 不要做其他分心的事（比如：打电话或看电视）；
- 给产妇赞扬和鼓励。

产妇经验分享

当我和新手妈妈们谈论待产活跃期的感受时，大部分妈妈都表示，当宫缩频率不断增加时，她们马上想到的是在孕产班里学习的减轻疼痛的技巧，以下有三位妈妈分享她们的感受。

"在宫缩开始变得越来越强烈时，我会四处走动，然后经常变换姿势，这使我感觉放松多了，我最喜欢的是坐在分娩球上冲淋浴。"

——阿曼达（26岁）

"我记得我当时不想再和任何人讲话，刚开始我还和护士交谈，和父母开玩笑，但我突然感到强烈的宫缩，好像宝宝马上就要出来和我见面啦。"

——特蕾莎（34岁）

"宫缩开始变得非常强烈，对我帮助很大的是我丈夫，他在一旁指导我呼吸放松，这让我熬过整个分娩阶段。我不知道为什么感觉呼吸困难，我丈夫在旁边提醒我，每一次宫缩时，要我慢慢呼吸，这非常重要。我做到了！"

——霍普（27岁）

宫颈扩张：接近10厘米

▶ 产妇可以：

· 子宫每收缩一次就休息一下；

· 告诉自己过渡期时间很短。

▶ 陪产者可以：

· 多多鼓励；

· 帮助产妇集中注意力；

· 帮助产妇变一个舒服的姿势；

· 提醒产妇这个阶段是最短的。

产妇经验分享

　　跟其他阶段一样，每位产妇的感受都是不同的。因为分娩过程中使用的医疗技术和药物不同，有的产妇感觉这个阶段的时间过得很快，相对来说也没那么痛苦，但对有的产妇来说这个阶段比较有挑战性。在过去一年和很多的新手妈妈交流之后，我发现她们有一个共同的感受就是过渡期让她们记忆深刻，不管身体上是什么感觉，情感上的冲击非常强烈，因为她们知道马上就要和自己的宝宝见面了。下面是一些关于过渡阶段的经验分享。

　　"这绝对是分娩过程中最痛苦的时候了，但持续的时间最短。谢天谢地，我的宫颈口从8厘米扩张到10厘米就用了一小时。"

——艾尔迪（30岁）

　　"当我的宫颈口扩张到差不多10厘米的时候，身体开始发生痉挛，护士告诉我这属于正常现象。我咬紧牙关，默默背诵字母表，这个方法帮我熬过了产前痉挛。"

——塔拉（29岁）

　　"我也不知道为什么，突然之间我就开始对我的丈夫大喊大嚷。在我整个怀孕和分娩过程中，他都表现得特别温柔体贴，帮我做很多事。但那会儿我想到的全是我要怎么熬过下一次宫缩，我丈夫对我帮助很大，每一次宫缩的时候，他都让我咬着他的胳膊。"

——莉亚（25岁）

产妇需要戴上胎心监测仪，然后再四处走走。如果身体条件允许，可以爬爬楼梯。这些运动会对宫颈产生压力，从而加快产程。

缓解宫缩不适感的方法

摇椅：对于产妇来说，坐在摇椅上不断摇晃，会感到舒适。在摇晃的同时，试着慢慢地吸气呼气，这有助于放松身体，帮你度过比较痛苦的宫缩阶段。坐姿会对骨盆和宫颈产生向下的压力，有助于你调整状态。

下蹲和前后分腿站立：这个姿势有助于打开骨盆关节，给宝宝下降入盆提供空间。在怀孕期间，可以参加一些产前瑜伽课程，帮助增加肌肉力量和身体灵活性。

腹式呼吸：用鼻子吸气然后再用嘴慢慢呼气。在吸气的时候，让气体把整个肺部充满，然后再呼出去。这是对你和宝宝都有效的有氧运动。

按摩：轻度到中度按摩可以减少在分娩过程中腿抽筋或者其他部位的肌肉紧张的现象。

轻轻触摸：当陪产者轻轻抚摸你的身体，会使你体内分泌内啡肽，减轻痛苦。

分娩第二阶段：胎儿娩出

分娩第二阶段，又称胎儿娩出期。此阶段宫颈口扩张至10厘米，胎儿进入产道。在这个阶段，你感到的宫缩将和上一阶段中的宫缩不同。当宫缩时，你可能有胎儿马上就要娩出的感觉，这种感觉会使你减轻压力，然后更好地积攒力量。

胎儿在骨盆中的位置决定了你何时开始用力，当胎儿与产道保持一条直线的时候，你要更加频繁地用力。当胎儿越接近产道，那种要娩出的感觉就越强烈。如果你感觉背部阵痛，试着变换分娩姿势，像侧卧、前倾跪式或站立式。

医生会指导你怎样用力，但同时遵从自己身体的感觉也非常重要，只要有胎儿要娩出的感觉，就要用力。在这个过程中，医生护士都会在旁边不断地指导、鼓励你。每一次宫缩结束，你应该慢慢地呼吸，然后休息一下，为下一次的宫缩积攒力量。

如果出现麻痹现象，你就感觉不到宫缩，导致你不能自主判断是否要用力。这时医生会在旁边告诉你什么时候用力并持续多长时间。

当胎儿马上就要娩出时，会先露出头顶，在宫缩间隔期间，胎儿也不会再向后缩。这时，位于胎儿头部周围的产道肌肉会拉伸，你会有刺痛感或灼烧感，但不会持续太长时间。医生会告诉你如何用力，然后帮你撑开会阴处，直到胎头娩出。然后，医生会帮助婴儿头部转向一侧，这有助于胎儿肩部从产道滑出；当肩部一侧娩出，胎儿身体也会很快娩出。胎儿娩出后，医生会帮你剪掉脐带。

问： 作为陪产者，同时也是充满期待的准爸爸，我总是想应该由我来剪断脐带，但现在不是很确定。不知道其他的准父母是否也有这种想法？

答： 当然。绝对不是只有你一个人有这样的想法，是不是由爸爸来剪断脐带取决于你个人的想法。有的准爸爸认为剪脐带让他们有参与到孩子出生过程中的感觉，是非常令人难忘的经历。有的却认为那并不是一件让他们特别感兴趣或舒服的事。不管怎么选择，别给自己太大压力，你觉得怎么做是对的，就怎么做。

问： 我们好多朋友都在宝宝出生时给宝宝建立脐血库，这是常规要做的事吗？

答： 建立脐血库并不是常规性的，除非是家庭成员里有移植干细胞的医疗需求，或者是要做慈善捐献。就这个问题而言，取决于家庭选择。

脐带血是在胎儿出生时残留在脐带和胎盘中的血，富含具有造血功能的干细胞，有的父母决定收集脐带血并储存在个人或公共脐血库里。

公共脐血库由非营利性组织运营，进行免费捐献。当一个家庭把宝宝的脐带血捐给公共脐血库时，他们并不是为了个人需求而储存，而是用于帮助其他人。如果捐献脐带血的宝宝在长大后也需要脐带血做治疗，可以优先从公共血库里获得捐献。

　　建立自体血库是有费用的，通过这个方式建立的脐血库是供捐献者家庭自用的。需要注意的是，是在捐献者自身疾病需要干细胞进行治疗，或者是其兄弟姐妹需要的情况下，才可以使用的。但很多研究表明：如果捐献者患有需要移植干细胞治疗的疾病，那么他自己的基因中就携带这种疾病，这种情况下，储存的脐血并不能治愈捐献者的疾病。如果家庭储存的脐带血不能给患者提供有效的治疗，个人脐血库协会在寻找到合适配对的情况下，可以安排替代捐赠。家庭在和自体血库签订脐血储存协议时，一定要做好调查，你要了解这些服务的费用。

　　当你想保存脐带血时，和医生坐下来聊一下，听听他们的专业建议，然后仔细地权衡比较一下，再做决定。

产妇经验分享

　　在我护理过的产妇中有很多是头胎妈妈，她们都对分娩第二阶段或者说"使劲生孩子"这个过程印象尤为深刻。因为在电视和电影里，她们看到过很多关于分娩的场景。以下是这三位妈妈的经历：

　　"我用了好一会儿才掌握用力的技巧。助产护士开始把我的腿分开的时候，我觉得不舒服，但很快就适应了。差不多一个半小时，我一直用力，然后助产士告诉我已经看到胎头了。然后又用力了两次，她降生了——一位美丽的小公主。"

——卡洛琳（30岁）

　　"最开始我害怕用力，但后来我发现比起不用力，用力要感觉好一些，我闭着眼的时候能够更好地用力。这个过程差不多持续了三小时，最终时刻到来了。当宝宝的头要出来的时候，我感觉到很大的压力，但就那么几秒钟的时间我的儿子就出生了，我感到非常幸福。"

——劳蕾特（26岁）

　　"我分娩的时候没法用力，因为我一点儿也感觉不到宫缩。助产士告诉我什么时候用力，用多大的力，用多长时间的力。在两三次的用力过后，我掌握了一些技巧。差不多两小时，过程非常辛苦，但我得到了最好的奖励——我的宝贝。"

——卡伦（29岁）

分娩第三和第四阶段

分娩第三阶段是指胎儿娩出后的10~30分钟内，是分娩过程中时间较短和相对轻松的阶段。这个过程相对无痛，但当胎盘脱离时，你可能还会感觉到一些宫缩，会有那种向下用力的冲动，然后把胎盘推到体外。医护人员可能会在胎儿娩出后为你注射催产素，以帮助子宫收缩，顺力娩出胎盘。胎盘娩出后，子宫便会开始收缩并逐渐闭合开放的血管。医护人员会问你如何处理娩出的胎盘，决定权在你手里。

分娩第四阶段是从剪断脐带开始，一直持续到你的状态稳定，通常为1~2小时。在此期间，医护人员会监测你的血压、脉搏、呼吸、体温、恶露（阴道分泌物）和子宫收缩程度，同时会检查你的会阴部是否出现肿胀和出血现象。妈妈们会因为宝宝的到来感到无比欣喜，有的迫不及待地想抱抱他，而有的则需要几分钟或更长时间处理分娩后的一些问题，并适应分娩后的状态，但通常都用不了很长时间，就可以看到可爱的宝宝啦！

分娩时是否使用止痛药

分娩时是否使用止痛药完全取决于你的想法。每位产妇都以自己的方式对待分娩，有些选择不用药物辅助，而另一些则在怀孕期间就决定使用药物。实际分娩中的一些情况，包括胎儿的位置、宫颈口扩张的程度，以及分娩的强度和时间，都会影响你的决定，同时还要考虑医院对止痛药的使用规定。

胎儿娩出过程中的医疗手段

正如我之前提到的：每一次分娩过程都是独一无二的。你的分娩过程与你母亲或姐妹的不同，而你自己每一次的分娩也不尽相同。大部分分娩都非常顺利，基本上会按计划进行。但有些时候，为了保证分娩安全，预防或治疗一些分娩中的小插曲，医生一般会建议你采用一些医疗手段。产妇应该在分娩前了解一些常用的医疗手段，这很重要，并跟你的医生讨论一下，在分娩过程中有哪些常规医疗手段和你可能出现的分娩小插曲。以下部分概述了你在分娩期间可能需要的医疗手段，包括引产术、注射催产素、胎心监测、羊膜穿刺术和用产钳、胎头吸引器等。

引 产

由于一些医学原因，如孕妇出现先兆性子痫或患有糖尿病，继续怀孕对于孕妇和胎儿来说都存在风险；还有时由于胎儿的状况，不得不进行引产。比如，胎儿在子宫内发育不全，胎盘不能有效发挥作用或者胎膜已经破了，但在24小时内，孕妇没有宫缩迹象，这种情况下要进行引产。据统计美国20%的分娩都是通过引产完成的。

一般引产方式都是通过静脉注射催产素。根据产妇宫颈的状态，医生可能会建议注射催产素，或者先涂抹前列腺素凝胶使宫颈变软，然后再注射催产素。在宫颈变软的状态下，引产成功概率更高。催产素是通过静脉注射，但并不限制你的活动，使用催产素的时候，必须对胎儿进行连续监测——密切关注胎儿在分娩过程中的身体情况。

如果医生建议你进行引产，你需要花点时间好好询问一下引产的理由和相关风险。医生可能会告诉你：如果引产失败的话，会增加剖宫产手术的概率（特别是头胎准妈妈），同时增加胎儿呼吸窘迫的风险和婴儿科等。

问： 我的预产期已经过了两个星期了，医生建议我用催产素进行引产。这样做有必要吗，催产素又是一种什么药呢？

答： 催产素是一种由人体内产生的激素，用来刺激子宫收缩，对促进宫颈扩张也有很理想的效果。催产素通过静脉输液给药，剂量严格控制。引产期间，医生、护士密切关注你的分娩状态，保证你的安全。在引产前，你需要了解引产的风险，并和医生充分交流。

出现以下这些情况，医生可能会建议你引产：

- 已经超过预产期1～2个星期，胎盘可能已经停止给胎儿供应营养。
- 你的胎膜已经破了，但没有任何分娩的迹象，这可能会增加你和胎儿感染的风险。
- 你患有先兆性子痫或其他可能危及自身和胎儿健康的慢性疾病。

问： 分娩开始时一切都进展得很顺利，宫缩突然就慢下来了，医生建议我用催产素引产。为什么宫缩会突然停止呢？

答： 有很多原因可能会导致分娩停止，可能是胎儿的位置，你的精神和身体上感受到的压力和恐惧，又或者只是分娩过程中的自然起伏状态。如果胎儿状态良好，花点儿时间和耐心，你的宫缩可能就会自行恢复。如果宫缩没有恢复，这时医生可能会建议你采用一些非药物疗法来促进继续分娩；如果非药物疗法没有使你的宫缩恢复，可能就会为你注射催产素，帮助你顺利完成分娩。

宝宝护理小贴士

如果你是头胎准妈妈，可能想着学习一些自然分娩的方法。以下有一些技巧可以促进你自然分娩，还可以帮你缓解宫缩阵痛：

- 变换分娩姿势。适当活动会使胎儿的位置发生变化，可以加快分娩。如果你已经在床上或者摇椅上待了半小时，就应该站起来走走。
- 站起来，前后摇摆一下，由于重力的原因会加快分娩。当你站起来的时候，胎儿的头部可以给子宫更大的压力，促进子宫口扩张。

只要你和胎儿状况良好，即使分娩过程比较长，也不用担心，放松就好。

羊膜穿刺术

问： 我正处于分娩状态时，宫缩频率开始下降。医护人员告诉我要刺破羊膜，这会加快分娩吗，会造成什么伤害吗？

答： 可能会，也可能不会。羊膜穿刺术，通常是无痛的。这个手术的速度相对较快，手术中会用一个塑料工具刺穿羊膜囊，然后插入宫颈处，再马上移除该工具。不能保证这个手术一定有效，但如果你的分娩确实中止了，刺破羊膜可能会避免使用其他医疗方式。

静脉输液

护士把一个塑料导管连到针头上，然后把针头扎入你手上或小臂的静脉里。分娩期间是否要静脉注射取决于产妇的身体状况，许多医院会进行常规性静脉注射，如果你不想注射的话，要提前跟医护人员说明。静脉注射不仅可以为产妇提供水分，还可以起预防作用，当有紧急情况发生的时候，如需要快速用药，那么通过静脉注射就十分方便。

有的医护人员会为你埋针（针头锁），把针头置入静脉并固定，但是不连导管。这个装置非常方便，不连接长导管，不影响活动。

胎心监测

胎儿的心率是衡量胎儿在待产期是否缺氧的一项重要指标。当胎儿心率处于每分钟120~160次的正常范围内时，产妇可以放心，胎儿正在从你的血液中获取充足的氧气。在你的分娩过程中，医生也将不间断地监测胎儿心率。

电子胎心监护仪是一种超声波装置，具体操作方法是把两个监测器放置在产妇的腹部，然后连续、同步地记录胎儿心率和你的宫缩情况。这样医生可以直观地了解你的情况。

如果需要了解更多宝宝心率方面的信息，医生可能会把一个内置电极通过宫颈放置在宝宝的头皮上，这是获取宝宝心率最精准的办法。

分娩阶段的干预措施

到了分娩第三阶段，可能因为产妇体力减退不能顺利娩出胎儿。这期间如果胎儿心率不稳定，医生可能建议使用一些仪器加快分娩进程，比如产钳和胎头吸引器等。尽管辅助性分娩都存在一些风险，但在专业医生的操作下，这些辅助仪器是非常安全的。

问： 我分娩的时候，用到产钳，现在宝宝的头部有瘀伤，没什么问题吧，这个瘀伤要多长时间才会消失？

答： 宝宝的头部只是因为产钳作用而有一些擦伤和肿胀。头部肿可能是由于子宫或产道收缩给宝宝头部造成压力形成的。不管是擦伤还是肿胀，在1~2天内会好的。

问： 我的分娩第三阶段用了近三小时，还是无法顺力娩出宝宝，医生建议我用产钳或胎头吸引器辅助分娩。为什么要用这些仪器，它们安全吗？

答： 鉴于你的情况，很明显你需要这些辅助仪器，因为你的身体已经很疲惫了，你可能因为麻醉剂使不上劲或者胎儿的位置不对，导致分娩困难。产钳会放在胎儿头部周围，然后引导胎儿顺着产道滑出。胎头吸引器与产钳都是很安全的助产工具。孕妇可以在做产检时咨询一下这些仪器的优缺点。

问： 我的朋友在分娩的时候，进行了会阴侧切术，听起来有点吓人。在什么情况下需要进行这项手术，这是常规性手术吗？

答： 会阴侧切术是在会阴部切一个口，以此来扩宽产道开口，从而帮助胎儿娩出，有些会阴切开手术是为了避免潜在性难以修复的会阴撕裂。有时在胎儿马上要娩出前产妇会出现呼吸窘迫，这种情况下，产妇很难用力，胎儿也会比较危险，这时就要进行会阴侧切术。还有种情况是如果胎儿的心率显示他无法再承受产妇的用力下推，这时医生可能建议你马上进行会阴手术，尽快将胎儿娩出。

读完这部分，你可能担心不能顺利分娩，其实大部分健康女性都能正常分娩，没有出现任何并发症和药物干预治疗。这部分是为了使你对这些医疗手段有充分的了解，如果分娩过程中遇到任何障碍，你可以更加理性地进行判断和选择。永远谨记这一点：除非是发生了对时间非常敏感的紧急状况，否则你就要尽可能多花点时间和医护人员讨论一下你要做的选择，或者和陪产者商量一下。

剖宫产

根据最新统计数据，美国的剖宫产率近30%，当产妇或胎儿有危险的时候，要通过手术进行分娩，这项手术叫作剖宫产术。手术操作时，医生会在产妇的腹部切开一个小口，然后从切口处把胎儿取出来。在过去10年内，美国的剖宫产率不断提高，每三个宝宝中就有一个是通过剖宫产出生的。所以了解一下这项手术的信息，对于你来说非常重要，如果你要以这种方式分娩的话，就要有所准备。

问： 在什么样的情况下，需要进行剖宫产？

答： 大部分剖宫产手术都不是发生紧急情况才进行的，而是因为一些已知的产妇健康方面的原因，剖宫产是最佳的分娩方式。此外，在怀孕和待产期间，可能会出现一些不可预测的状况，必须马上进行剖宫产。以下列举了一些突发情况：

脐带脱垂：一些产妇的胎膜已经破裂，在胎儿进入产道前，脐带越过胎儿而下垂到产道中。那么胎儿在从产道娩出的时候，头部就可能压住脱垂的脐带，导致胎儿供氧量下降。

胎盘早剥：产妇的胎盘在胎儿娩出前已有部分或全部与子宫壁分离，这种情况下，产妇会发生出血。轻微分离会导致产妇少量出血和轻度腹痛；中度分离时，建议产妇卧床休息，帮助止血。根据分离程度，医生也会采取不同的应对措施，但如果是严重分离，就需要进行医疗急救，马上进行分娩手术。

胎盘前置：如果产妇的胎盘附着于子宫下段，甚至胎盘下缘覆盖或半覆盖宫颈内口，这种位置的胎盘称为胎盘前置。一般在怀孕初期，胎盘的位置会比较低，但随着胎儿发育，子宫会扩张，胎盘就会向上移动。胎盘离宫颈口越近，分娩时产妇就越容易大出血。如果胎盘完全覆盖宫颈口，阴道分娩是不可能的。

分娩中止：分娩一旦进入活跃期（宫颈口扩张到4厘米或4厘米以上），进程就会加快。在分娩活跃期，产妇的宫颈通常会变薄，变得更容易扩张。如果这时分娩突然变慢或停止，就需要进行剖宫产。

头盆不称：相比妈妈的盆骨，如果胎儿头部太大，分娩进程就会慢下来，可能不会顺利地进行阴道分娩。通常胎儿头太大并不是字面意义上的头部太大，而是由于胎儿进入产道时头部的位置或角度不对，从而影响分娩进程。

胎儿窘迫：如果胎儿心率减慢或者缺氧，这时医生会建议进行剖宫产。

妈妈健康：如果产妇患有严重疾病，比如心脏病、先兆性子痫，或者得过疱疹等，医生就会建议其进行剖宫产，从而避免阴道分娩对自身和宝宝的健康造成危害。

两次或多次剖宫产：如果产妇曾经进行过剖宫产，医生为了保证产妇和宝宝的健康会更倾向于进行剖宫产。

胎位异常：当产妇分娩开始时，大部分胎儿都是头朝下。如果不是头朝下，那么阴道分娩几乎不可能完成。虽然不排除胎儿自主调整姿势的可能性，但是，当胎儿8个月大的时候，子宫内已经没有足够的空间供胎儿大幅活动。医生会通过腹部或阴道检查，有时辅以超声波检查来确定胎位。如果宝宝是脚或臀部朝下，大部分医生会建议选择剖宫产。

问： 在剖宫产手术前，我需要做什么准备？

答： 首先，你需要签手术协议，如果你还没有静脉埋针的话，护士会给你埋针。之后，你就会被推进手术室，也可以走进去，视情况而定。当你躺在手术台上的时候，护士会在你的胳膊上戴上血压计和其他一些监测仪，以便让医生和麻醉师密切关注身体的各项生命体征，例如：血压、体温和呼吸频率。另外，会在你的胸部安置一个心电图电极，用于心率监测。会在你的尿道中放置导管，用来排空膀胱，然后用医用消毒液清洗腹部，准备手术。

手术时，会用消毒帷幔盖住产妇全身，只露出腹部。然后把另一个消毒帷幔悬挂在你的胸前，遮住你与陪产者的视线，让你们看不到手术进程。手术之前，陪产者会单独进入无菌室，为进手术室做好准备，进入手术室后，陪产者会坐在你头部旁边的椅子上。

问： 剖宫产手术一般需要多长时间？

答： 只要决定进行剖宫产手术，医护人员的行动就会非常迅速。一般手术开始后的10～15分钟，就可以把宝宝从子宫中取出来，然后会花费30～45分钟的时间，缝合伤口，完成手术。

问： 我什么时候可以抱我的宝宝？

答： 当宝宝出生后，医生或者护士会先把宝宝呼吸道中的杂质吸出来，然后用夹子固定并剪断脐带。剖宫产的时候，由于产妇腹部切开的部位必须保持清洁，都是由医生负责剪断脐带，陪产者没有机会完成这项工作。之后，医生会把宝宝举高，让你看一下。当医生缝合子宫和肌肉组织的时候，宝宝会被带到一个温暖的房间里，然后婴儿科工作人员会给他做一个简单的检查。通常几分钟后宝宝就会进入比较稳定的状态，护士会用毯子把宝宝包住，然后交给爸爸或其他陪产者。

当结束缝合后，医生会用一条大绷带把产妇的伤口缠住。你不会觉得痛，但可能会感到困、恶心或发抖。在你进入产后恢复室并感觉好些前，最好先不要抱你的宝宝。有的产妇恢复得快，差不多一小时就可以抱着宝宝；但有的需要更长时间，直到恢复意识，变得清醒。在产后一小时内，你的胳膊会继续带着血压仪，每隔15分钟，护士就会检查你的心率、呼吸、体温和状态。如果你迫切地想看一下宝宝，可以让护士或陪产者把宝宝放在离你比较近的地方。当医护人员判定你的状态稳定时，你就可以抱抱你的宝宝了。

宝宝护理小贴士

　　剖宫产手术有两种，最常见的是在腹部下端水平切开，称为"比基尼切口"。还有一种是在腹部中间垂直切开，但由于竖切刀口在产后恢复困难，所以只有在宝宝或胎盘位置不对的情况下，才会采用这种方式。

微信扫码
产前产后护理指南
婴儿护理手册
科学育儿早教课

·6·

为人父母

经历过怀孕、待产和分娩几个阶段之后，宝宝出生的那一刻也就意味着你的人生进入了另一个全新的阶段——为人父母！当你和你的家庭新成员要回家时，并不只是抱着宝宝和向医院的工作人员挥手告别这么简单。本章将重点关注产妇产后的即时感受以及医院会提供的护理。

分娩后的阶段，有时也称为"第四阶段"，该阶段始于胎盘娩出后，一直持续到你和宝宝的状态足够稳定并转移到普通病房为止。产后阶段会持续几小时，如果分娩过程比较复杂或你选择进行剖宫产，这个阶段可能会持续得更久一些。

成为新手妈妈的产后阶段，你会体验到剧烈的身体变化。胎盘娩出之后，你的子宫会出现复旧状态。当宝宝出生之后，你会觉得又饿又渴，第一次看到婴儿会促进体内释放内啡肽，刺激肾上腺素，使你处于一种兴奋状态。即使你感到精疲力竭，但最好几小时之后再补眠。当你的身体平静下来，将宝宝抱在胸前，会体验到巨大的放松感和幸福感。

问： 我听过这样一个说法，宝宝出生之后，让宝宝和妈妈的胸部有接触比较好，我想知道原因是什么。

答： 只要宝宝的身体状况稳定，保持和婴儿的身体接触对母子双方来说都有好处。对与宝宝身体接触的好处，研究已经得出了几项结论：

- 帮助宝宝熟悉妈妈的乳房；

- 母乳喂养的时间会更久一些；

- 降低婴儿啼哭的频率。

宝宝护理小贴士

护士会为宝宝称重、检查、换尿布，并用毯子把他包裹起来，然后陪产者就可以准备好去抱宝宝了！找到一个舒适的地方坐下并接过宝宝。

问： 我确实想要在分娩后把我的宝宝直接放在胸前，但护士坚持让我把她放在保温箱，直到宝宝的状态稳定下来为止。以后我会从与宝宝的身体接触中受益吗？

答： 受益这是肯定的。和宝宝的身体接触带来的积极影响在生产后的几周都是非常显著的。分娩后医生主要关心的是你和宝宝的健康状况，如果宝宝需要医疗护理，最适合她的地方就是保温箱，医务人员可以照顾好她。

问： 宝宝一出生我就想进行母乳喂养，但宝宝好像对母乳并不感兴趣。我应该为这件事担忧吗？

答： 如果现阶段宝宝对母乳并不是特别感兴趣也不必担心，因为每个宝宝都是与众不同的。分娩后你的目标就是享受和宝宝在一起相处的美好时光，不管是母乳喂养或是亲密拥抱，宝宝都处于一个逐步与父母建立亲情联结的过程中。在第九章我会详细论述母乳喂养的问题。

问： 我发现宝宝会每隔几秒钟呼吸一次，而且不会马上哭出来，请问这种状况正常吗？

答： 当你听到宝宝的大声啼哭会非常开心，但并非所有的宝宝在出生后都会马上啼哭，有些宝宝需要在儿科医生的帮助下进行第一次呼吸。

　　了解宝宝出生时出现的身体变化很重要。在子宫内，宝宝的肺部会充满液体，氧气输送主要通过胎盘和脐带来进行。宝宝出生后，他们肺内的液体会被空气取代，宝宝开始自主呼吸，进行氧气和二氧化碳的交换，并开始在肺部进行血液循环。

问： 我听说宝宝要做一个阿普加测试，请问这是什么测试？

答： 阿普加（APGAR）评分，即婴儿评分，"阿普加"的英文字母刚好对应检查项目的英文首字母，包括：肌张力（Activity）、脉搏（Pulse）、皱眉动作即对刺激的反应（Grimace）、外貌／肤色（Appearance）、呼吸（Respiration），是宝宝出生后立即检查身体状况的标准评估方法（见表2-1）。在宝宝出生后，根据他的皮肤颜色、心搏速率、呼吸、肌张力及运动、反射五项体征进行评分。大部分婴儿的评分在7～10分之间。

表2-1　婴儿阿普加评分标准

体征	评分标准			评分时间		
	0	1	2	1分钟	5分钟	10分钟
皮肤颜色	青紫或苍白	身体红，四肢青紫	全身红			
心率（次／分）	无	<100	>100			
弹足底或插鼻反应	无反应	有些动作，如皱眉	哭，打喷嚏			
肌张力	松弛	四肢略曲	四肢活动			
呼吸	无	慢，不规则	正常，哭声响			

　　8～10分为正常，4～7分为轻度窒息，0～3分为重度窒息。分别于出生后1分钟、5分钟和10分钟进行评分，如婴儿需进行心肺复苏，在15、20分钟后仍需评分。1分钟仅是窒息诊断和评分的依据，5分钟及10分钟评分有助于判断复苏效果及预后。

问： 为什么宝宝出生后要滴抗生素滴眼液？

答： 婴儿出生后通常会滴滴眼液，以防止眼部在通过产道时发生感染，这是一项常规卫生措施，通常会在宝宝出生后不久进行。滴眼液并不会刺激婴儿的眼睛，但有些父母觉得滴眼液会使宝宝视物模糊。如果你想延迟使用滴眼液，请在宝宝出生前与医生谈一谈，听听医生的建议。

产后身体不适

产妇在产后的几小时内尽可能地多休息。如果想坐起来，动作幅度不要太大，慢慢来，不然可能产生头晕目眩的感觉。如果你想去洗手间，一定要有人陪护。你可以按呼叫铃，护士会很愿意来帮助你。如果你已经能在房间里走动，可以略微清洁一下身体。

问： 我刚做了会阴侧切术，感觉非常不舒服。请问我该做什么缓解这种不适呢？

答： 会阴侧切术和会阴撕裂会造成会阴部的不适，使用止痛药和冰袋可以在24小时内缓解疼痛，也可以减少臀部肿胀。持续冰敷几天可能会感觉好一些，一旦伤口肿胀消失，可以采取另一种舒缓措施——每隔几小时使用温水进行坐浴，护士会给你便携式坐浴设备并告诉你如何使用。你可以使用医院开的止痛药和药膏，同时进行凯格尔运动来促进血液循环，有助于会阴痊愈。最后，当你上完厕所后，建议用医院喷瓶中的温水冲洗，而非使用浴室喷头。会阴不适可能会持续数周，伤口会逐渐好转并愈合。

问： 我的臀部感觉非常痛，请问会影响上厕所吗？

答： 许多女性在顺产后无法正常排尿，这时建议喝大量的液体。若排尿时想保持正常流速，建议将温水缓慢倾倒在会阴上。这些技巧通常会在尝试几次之后起作用。

宝宝护理小贴士

女性在产后头几天服用止痛药是有必要的。当你感觉舒适，那么在住院期间你会更加轻松愉快。即使你需要母乳喂养宝宝，也可以放心地服用医生开出的药物。除了药物之外，在会阴部使用冰袋可以在产后24小时内减轻肿胀。如果你不知道如何使用冰袋，可以向护士咨询。

问： 为什么我会有便秘症状，有什么方法可以促进产后第一次排便吗？

答： 女性的孕激素增加、活动减少等都会导致孕期、产后便秘。可能你正在使用的止痛药也会导致便秘。

产后可能需要几天的时间才能进行第一次排便，以下有几种方法可以应对产后便秘问题：
- 喝大量液体，水是最好的选择，西梅汁也会起到一定的作用；
- 吃大量含纤维素的食物（水果、蔬菜、麸皮等）；
- 多散步会促进食物的消化。

如果你有排便的感觉，提前去洗手间，排便时闭上嘴巴，深呼吸，放轻松。如果你仍感到无法排便，那你可能需要通便栓剂，和医生讨论一下什么药物是最适合你的。

宝宝护理小贴士

经历过分娩的疲惫之后，给自己放个假，趁宝宝睡觉的时候你也多睡一会儿。大多数婴儿出生后很快会进入深度睡眠，这是你休息的好时机，可以让护士在门口贴一个"免打扰"的标签。

问： 护士用手按压我的腹部感觉很不舒服，想问一下护士为什么要这么做呢？

答： 护士其实正在为你进行子宫按摩以促进子宫收缩，按摩可以防止产后失血过多。分娩后，女性的子宫会比较硬，体积大约是一个哈密瓜大小，几天之后，子宫会收缩到一个葡萄柚的大小，到产后第六周，子宫大小会与孕前状态相似，呈核桃的大小，重约60克。母乳喂养会促进你的身体分泌催产素，这也有助于你的子宫收缩。

宝宝护理小贴士

护士每8小时会来你的房间查看一次，检查你的血压、心率、体温和阴道出血情况。如果你感觉到不太舒服，可以要求护士给你止痛药。

问： 请问分娩后还会继续出血吗？

答： 会的。出院回家后这种出血的情况还会持续几周。到产后第三天，出血会减少，可能与月经量相似。之后每天的出血量都会减少，到第一周结束时，出血含水量会增多并呈浅粉色。从第二周开始，或者在10~14天，分泌物会呈黄白色。到3~4周时，出血量逐渐减少直至停止出血。

这种阴道出血和分泌物称作"恶露"，恶露的量多量少因女性的身体状况而异。分娩后第一次从床上起来时，阴道突然流出很多血是正常的，因为产妇在床上持续躺几小时，血液便会在子宫内积蓄，当你站起来去卫生间时，血液就会流出来，也可能会出现一些血块。有血块出现后若流血停止，这是比较正常的情况，但若仍有流血症状或在不到一小时的时间内血渗出卫生巾，一定要把这种情况及时告诉医生和护士。

出院时，你的阴道出血的症状会减轻。如果你在出院后发现出血量增加，一定要放缓身体动作，不要慌张，把双脚抬高，休息一下，注意出血是否减慢，如果没有减慢，一定要给你的医生打电话。在产后的头几天出现体积较小的血块是正常的。

宝宝护理小贴士

分娩之后你可能并不想穿自己的内衣，因为会染上污渍。大多数医院都提供一次性内裤，使用后可以扔进垃圾箱。几天后，你的出血量就会减少，你可以再穿上自己的内衣。

问： 分娩后我可以吃东西吗？我感觉又饿又渴。

答： 只要分娩之后你的身体状况稳定，尽管大胆地吃。分娩好比一场马拉松，生完宝宝后你的身体急需补充能量。你可能需要一些能量较高的液体，比如蔬菜汁或蔓越莓汁。当你准备吃东西时，你可以选择高蛋白食物和碳水化合物来恢复体力。许多医院会提供餐食，也可以让爱人去医院餐厅买饭。好多妈妈曾告诉我，生完宝宝后吃的第一顿饭是一生中最好吃的。

问： 在产后恢复室会经历什么？

答： 剖宫产手术后，你可能要在恢复室待1~2小时，直到你和宝宝的身体状况处于稳定状态。你、你的爱人和宝宝会共同经历这一阶段。护士会经常检查你的生命体征，比如呼吸、脉搏和血压，还会检查你的腹部和手术切口，并会按摩子宫以促进其收缩。静脉注射和导尿管通常会持续24小时。护士会教你一些减轻术后不适的小技巧。

问： 我迫不及待地想让宝宝见见我的家人，家人可以来医院陪我吗？

答： 我不鼓励其他家庭成员一同去医院陪你。在恢复室中，护士会频繁监测你的生命体征，人员太多会对医护人员造成不必要的影响，同时也影响你的休息。

·7·

宝宝的身体状况
及产后医院流程

当你第一次抱着并仔细观察宝宝时，你极有可能对宝宝的外表以及如何护理宝宝产生很多疑问。这一章将会为你详细描述婴儿的外貌特征。

宝宝的身体状况

问： 我在电视节目和杂志上看到过很多胖乎乎的婴儿，我能期待我的宝宝和他们一样可爱吗？

答： 电视上出现的大多数宝宝都不是婴儿，而是近三个月大的宝宝。他们似乎总是有着理想中的完美模样，美丽的粉色肌肤、完美的头形以及胖乎乎的身体。婴儿刚刚从完全浸泡在羊水中过渡到暴露在干燥的空气中，而且他们还要通过狭窄的产道，整个过程也经历了一些激素的变化。以上这些情况都会让宝宝的皮肤出现各种各样的瑕疵，或者头部的骨骼略微畸形，这都是很正常的，最终都会随着宝宝的发育而自行恢复正常。以下列举一些婴儿身上常见的特征：

皮肤： 在宝宝娩出后，护士会立即用毛巾把宝宝的身体擦干，并把他放在你的胸前。宝宝的皮肤可能仍然被皮脂覆盖，婴儿皮脂是一种能够保护婴儿皮肤不受子宫内羊水伤害的白色蜡状物质。在孕晚期，婴儿皮脂量会减少，大部分的皮脂最终会被皮肤吸收。婴儿皮脂含有大量的抗菌蛋白，所以没必要洗掉。

肤色：在宝宝出生后的最初几天，他的手脚可能会呈现蓝色。但是不用担心，这种手足发绀是完全正常的，这只是宝宝的身体在调节体温。不需要给宝宝戴连指手套和穿袜子，虽然很好看，但对改善肤色没有什么帮助。

粟丘疹：粟丘疹看起来像是微小的白色疙瘩，可能出现在宝宝的鼻子或周围的皮肤上，这是因为宝宝的皮脂腺还没有发育完全。皮脂腺是皮肤上的微小腺体，它能分泌出一种油状物质来保持宝宝皮肤的润滑。最好的治疗方案是什么也不做，粟丘疹通常会在几周内消失。

胎毛：胎毛是一种柔软的、绒毛状的毛发，在子宫里时，胎毛会覆盖宝宝的皮肤并在怀孕晚期开始脱落。如果你的宝宝出生时带有胎毛，那么可能存在于宝宝的前额、肩膀以及背部，会在出生后一个月左右被衣物和毯子摩擦掉。

毛细血管扩张斑：这些斑点出现在宝宝的鼻梁、眼睑或脖子后面的扁平粉红色胎记，是由血管的伸展导致的。当宝宝哭泣或是在体温有变化的时候，它们可能变得更红。面部的毛细血管扩张斑通常会在宝宝两岁时消失，但是有些长在脖子后面的斑点可能会持续生长至宝宝成年。

咖啡牛乳色斑：这种斑是扁平的、椭圆形的，分布在宝宝皮肤上的浅棕色斑块，通常不会褪色或消失。如果宝宝的皮肤上有六个及六个以上斑点时，告诉你的儿科医生，因为这种斑可能与神经纤维瘤有关。

草莓状血管瘤：是由胎儿在胚胎期间血管细胞增生而形成的，常见于皮肤和软组织内的先天性良性肿瘤或血管畸形。这些凸起的、红色的胎记会在宝宝出生的第一年显著增大，但到上学的年龄时，血管瘤通常会消失。

葡萄酒色痣：这种类型的痣看起来像红酒溅在了宝宝的皮肤上。这种痣在宝宝出生时是浅粉红色的，随着年龄的增长，颜色通常会逐渐加深。它们可能长在宝宝身体的任何部位，通常会出现在面部、颈部、手臂及腿部。葡萄酒色痣不会自然消失，如果需要的话，可以用激光疗法治疗。

骶部色素斑：骶部色素斑亦称"蒙古斑""腰骶斑"。婴儿的臀部、骶部以及其他部位的皮肤所呈现的灰蓝色色素斑，这种色素斑多随年龄增长而逐渐消失，仅少数人会持续到成年期。

头部形状：如果宝宝是顺产，产道的压力会导致他的头部呈现锥形。这种形状会使你的分娩过程更顺利，也给你一个立刻把可爱帽子戴在宝宝头上的理由，在出生几天后宝宝的头部会圆回来。如果你是剖宫产，宝宝不会通过产道，就可以保持漂亮的圆形头部。如果你在试图顺产后进行剖宫产，宝宝的头部可能仍然有些变形。

囟门：头顶囟门是前囟门，一般在宝宝出生后一年半内闭合，个别的宝宝2岁才会闭合。

胸部或生殖器官肿胀：宝宝的胸部或生殖器官肿胀是正常的现象，原因是这些器官会受到妈妈的激素影响。如果你的宝宝是女孩，随着她体内激素水平的降低，她可能会排出带血的阴道分泌物，不用担心，会在出生后一周内消失。

宝宝的阴道分泌物不要与砖红色的尿酸盐洁晶混淆。如果你在宝宝的尿布上发现了结晶，说明他没有吃足够的奶。试着让宝宝吃得多些，晶体会在换几次尿布后消失，如果没有，就与儿科医生联系。

五感：大约在你怀孕的第七个月，宝宝的感觉器官就会在子宫内发育，这时他可能会听到、尝到、闻到或感觉到周围环境，但视力在出生时并没有发育完全，还需要几个月的时间。作为父母，促进宝宝的感官发育是很重要的。

触觉：宝宝喜欢躺在你的臂弯里，会感到舒适和平静。他也会享受你的温柔抚摸、拥抱以及按摩。

嗅觉／味觉：宝宝很快就可以辨别父母身上熟悉的气味。他的味蕾在刚出生时还没有发育成熟，但是已经喜欢甜味了，对于宝宝来说，母乳是非常香甜的，婴儿配方奶也一样。

听觉：怀孕期间，宝宝就会听到很多模糊不清的声音，比如音乐声、妈妈的心跳声甚至食物消化的声音。出生后，宝宝会被这些熟悉的声音所抚慰。

视觉：当宝宝出生时，视觉发育是滞后的。宝宝会把注意力集中在距离他脸部比较近的物体上。在最初的几周，宝宝更喜欢对比鲜明的颜色，如黑色和白色。

婴儿的条件反射：婴儿期存在许多特殊反射，它是大脑皮层未发育成熟的暂时表现，随年龄增长逐渐消失，尽管反射消失的时间有个体差异，但长期缺失、不对称或持续存在的反射都应视为异常。以下是一些婴儿常见的条件反射：

眨眼反射：在宝宝脑袋附近快速拍一下手，正常的婴儿会闭上自己的眼睛来保护自己，这是为了防止眼睛受到可能的伤害。突然用强光照射宝宝的眼睛，也会出现类似的效果。如果宝宝没有及时闭上眼睛，父母就要注意了。

觅食反射：把奶瓶的奶嘴放在婴儿的脸颊附近，就能看到宝宝自己转头去含奶嘴。觅食反射在宝宝大约三周大的时候会消失。

吮吸反射：把手指放进宝宝嘴里，宝宝会像吸奶一样吸手指。出生四个月以后宝宝会自己吮吸，这时吮吸动作都是经过大脑的思考而做的决定，不是反射性的行为。

惊吓反射：宝宝仰躺的时候，如果受到惊吓，会伸出双手去抱住父母或亲近的人，这样能增加生存概率，这种反射在宝宝约六个月大的时候消失。

抓握反射：宝宝会抓住放到自己手里的东西，大约四个月大的时候，抓握反射会消失。

踏步反射：当父母托着宝宝的腋窝，让宝宝直起身来，慢慢让他的脚碰到结实的平面，就会看到宝宝迈起了太空步，两个月以后，这种反射会消失。

问： 婴儿疾病筛查是什么？我还应该知道哪些程序?

答： 婴儿疾病筛查是指通过血液检查对某些危害严重的先天性代谢疾病及内分泌疾病进行筛查，使患儿得以早期诊断，早期治疗，避免因脑、肝、肾等损害，导致生长、智力发育障碍甚至死亡。许多医院会在宝宝出生后的48小时内进行血液检测。

除疾病筛查，还包括婴儿黄疸筛查：指婴儿时期，由于胆红素代谢异常，引起血液中胆红素水平升高，而出现以皮肤、黏膜及虹膜染黄为特征的病症，是婴儿中最常见的临床问题。本病有生理性和病理性之分，生理性黄疸是指单纯因胆红素代谢特点引起的暂时性黄疸，在出生后2~3天出现，4~6天达到高峰，7~10天消退，早产儿持续时间较长，除有轻微食欲不振外，无其他临床症状。若宝宝出生后24小时出现黄疸且持续时间长，足月儿大于2周，早产儿大于4周仍不退，甚至继续加重，消退后重复出现或出生后一周至数周内才开始出现黄疸，均为病理性黄疸。

光照疗法是降低胆红素的有效方法。目前最常用的是蓝光照射，婴儿卧于光疗箱中，戴黑色眼罩保护眼睛，以免损伤视网膜，会阴、肛门部用尿布遮盖，其余皮肤均裸露。光照射持续2~48小时（一般不超过4天），可采用连续或间歇照射的方法，胆红素下降到7毫克/升以下即可停止治疗。

产后护理

产后阶段通常是在你分娩后的一到两小时开始的。当你产下宝宝，并且身体状况稳定，就会离开产房，进入产后病房。如果你进行的是剖宫产手术，你将会在恢复室中进行术后恢复，医护人员会监测你的体征，包括体温、脉搏以及呼吸。你至少会在恢复室里待几小时。

问： 在产后住院期间，我应该做些什么，怎么做?

答： 护士会教你如何给宝宝包襁褓，并帮助你给宝宝哺乳。如果你是母乳喂养，护士会花更多的时间和你在一起，以确保你有一个好的开始。护士还会给你所有由医院提供的课程，或者是可以让你观看的视频等。利用好所提供的课程和视频，它们就是为了给你提供最新的婴儿护理方案而设计的。试着限制你的访客或是让他们在你上完课后再来拜访，这样你就有时间学习了。

> **宝宝护理小贴士**
> 利用你在医院的时间尽可能多地学习如何照顾宝宝。仔细听医护人员教授的护理技巧，如果有必要的话，可以录音，以便日后重复收听这些信息。和他们讨论你担忧的问题，这是你挖掘有价值专业知识的重要时刻。这个阶段，你应该尽量限制访客数量，这样你才能有时间学习和休息。

问： 我被告知要等几小时才能见访客，这段时间我要做什么?

答： 刚住进产后病房不是访客拜访的好时机。访客应该留在等候区，直到你转入产后病房，这需要几小时。护士带你进入病房，告诉你关于产后病房的基本情况，还会向你解释医院的流程以及照顾宝宝的一些问题，包括喂奶和尿布的使用，会演示如何使用球形注射器来清理宝宝的鼻腔。护士还会告诉你所有的婴儿用品——尿布、湿巾、软膏、毯子等都储存在你病房的哪个位置。

问： 我应该在第一晚把我的宝宝放在医院的育儿室里吗?

答： 除了宝宝的身体情况让他必须待在育儿室，其他情况可以由你来决定宝宝待在哪儿。这个决定是非常个人化的，并且没有正确或错误之分。许多女性分娩后会感觉疲惫，需要一段长时间的睡眠来恢复体力。

如果你在半夜醒来并且想看看你的宝宝，你可以呼叫护士把宝宝抱过来并站起来走一走，这对你也是有好处的，同时也可以检查一下宝宝的情况。如果你和宝宝已经在病房里待了几小时，你想送他去育儿室，可以打电话或者自己送去。在这方面没有严格的规章制度。

问： 我想在晚上把我的宝宝放在育儿室，并且让护士用奶瓶喂他，这样我就能睡个好觉。这会影响母乳喂养吗?

答： 这需要视情况而定，每个宝宝都是不同的。有些宝宝可以毫不费力地从晚上用奶瓶喝配方奶转换到白天母乳喂养，而有些宝宝用奶瓶喂养后，会无法再次适应妈妈的乳房。因为配方奶可以快速地从奶瓶里流出，而你在刚开始母乳喂养的时候，宝宝吸母乳会需要花费很长时间。许多宝宝可以很容易地找到并吮吸乳房，但如果乳汁流得不够快，宝宝就会失去耐心。

我会在第九章和你更深入地探讨是否需要给你母乳喂养的宝宝配一个奶瓶，但总的来说，尽可能保持母乳喂养。同时也有几点医学上的原因来说明为什么有的宝宝需要配方奶粉作为补充，例如与出生时体重相比下降10%的宝宝或是患有黄疸的宝宝，通常需要补充配方奶粉来喂养。医院护士或哺乳顾问会为你提供一份适合的哺乳计划。

剖宫产术后恢复

问： 我已经预约了剖宫产手术。术后我应该做什么来恢复体力呢?

答： 手术后，你会非常虚弱和疲惫。术后的几小时里你会一直待在产后恢复室，直到你和宝宝的生命体征变得稳定，然后护士会用推床把你送进产后病房。护士会督促你下床走走，一开始你可能只能走几步，之后你将会逐步增加你的运动量。你将在手术后的8~24小时起床活动，当你第一次下床时，护士会陪着你，帮助你稳定地行走。

宝宝护理小贴士

在剖宫产术后尽快开始走动是很重要的，走动有助于加速排出腹中气体，这会帮助你尽快恢复。一旦医生允许你下床，就可以尝试来回走动，起床时不要着急，慢慢地移动。你的术后第一次行走可能是去卫生间然后返回床上，这就够了。从第二天起，每天增加一些活动量。

问： 我在剖宫产后能吃东西吗？

答： 如果你的身体状况稳定，通常可以在术后4~8小时开始吃一些流食，然后逐渐地吃一些易于消化的食物。护士会听你的肠音，确定你的肠道逐渐恢复正常功能，就可以开始进食了。

宝宝护理小贴士

术后几天饮食要清淡，不要吃油腻的食物，尤其是在你身体感到不舒服时。薄荷茶有助于缓解腹胀，同时避免喝碳酸饮料。

问： 剖宫产后我会有阴道分泌物吗？

答： 是的，你会排出恶露，可能会比顺产少一些。在术后最初几天是鲜红色的血性分泌物，然后变成棕色，再然后变成黄色。你可能需要连续使用几周的卫生巾。

问： 剖宫产后的一周，我会有什么感觉？

答： 你仍然会感觉腹部酸疼，刀口也伴有疼痛感。你的疼痛感每天都在降低，身体机能会逐渐恢复。恢复阶段避免剧烈运动，最初两周不要提任何重物。

术后两周去医院复查，与医生探讨你的活动量以及询问你适合什么程度的锻炼。在产后六周，你通常可以恢复产前的所有活动。

问： 在这次剖宫产后，我以后还能顺产吗？

答： 可以。这是"剖宫产术后阴道分娩"，你的医生会在你下次分娩前和你探讨阴道分娩的可能性。如果一切顺利，你的二胎宝宝会顺产，如果在分娩过程中出现不良反应，则需要再一次进行剖宫产手术。

新手爸爸

大多数医院会提供给爸爸们尽可能舒适的睡眠条件，有的医院提供简易床或折椅，也会提供额外的枕头和毯子。

> **宝宝护理小贴士**
>
> 准爸爸们一定要带上水、零食、个人用品等，产妇分娩的过程可能会很漫长，所以你在病房里准备这些东西是很有必要的。

问： 初为人父，我已经几天没合眼。如果我今晚能回家睡个好觉就太好了，这样我明天来接妻子和宝宝回家的时候会感觉精力充沛，但我又不想把她们单独留在医院。我该怎么做？

答： 不仅你一个人遇到这个问题，许多爸爸都面临这个问题。在夜间，你的妻子不会是独自一人，医护人员会全天候地照顾她。如果你需要补觉，你的妻子当然理解，因为接下来几天你会精力充沛，能在妻子身边更有力地帮她。

问： 自从几天前宝宝出生后，我的妻子就一直很情绪化，她似乎总是无缘无故地哭泣。我能说些什么或做些什么来帮助她呢？

答： 女性在宝宝出生后的最初几天或几周里会出现产后情绪低落，这是很正常的，这种情绪会在几周内无药物干涉下而自行消失。女性分娩后，激素的快速波动与疲劳结合在一起，这使许多妈妈在一天中的某些时刻会变得伤感以及易流泪。你能为妻子做的就是关心与支持她，告诉她你爱她，给她很多鼓励，情绪低落只是一种暂时的状态，她很快就会从中恢复过来。

宝宝护理小贴士

妈妈们，如果你的眼泪和伤感持续超过两个星期，那么你可能患上了产后抑郁症，这比单纯的产后情绪低落要复杂一些。你可能需要一段时间的治疗，参加一个互助小组或是服用抗抑郁药物。暂时没有人知道产后抑郁的确切原因，大部分专家认为是产后激素快速波动导致大脑内部变化的结果。我将会在第十章更详细地介绍产后抑郁症。

出　院

当你将要出院时，护士会和你一起检查出院手续，例如，再一次检查并记录你所有的生命体征，确认你的出血量是否正常，如果你有缝针，护士会检查你的伤口是否正在愈合，护士可能会再一次进行宝宝护理以及喂养的基础说明。

问： 我今天准备出院了，但是医院育儿室想把我的宝宝留在那儿，直到检测结果出来，我真的不能带着我的宝宝回家吗，有没有别的房间可以让我住一晚？

答： 你很有可能不能带着宝宝一起出院，很多父母因为各种原因不得不这样做，例如早产儿、黄疸儿或是有感染迹象的婴儿。医院不能在宝宝延长住院期间保留你的病房，因为医院需要为下一位产妇腾出病床。

微信扫码
✔产前产后护理指南
✔婴儿护理手册
✔科学育儿早教课

·8·

....

早产儿的护理

....

在漫长而疲惫的怀孕过程接近尾声时，一些妈妈们会开玩笑说希望自己肚子里的小家伙早点出来。话虽如此，她们还是希望宝宝在足月时顺利出生。但有时事与愿违，有些胎儿的肺、大脑等器官还未发育成熟就出生了。据统计，美国十分之一的婴儿是早产儿。

本章的目的并不是引发读者的焦虑情绪。现代医学足以使早产儿健康地长大，在我的职业生涯中，此类案例数不胜数。本章将要告诉你，当你发现自己有早产迹象时应该怎么做。

究竟多"早"算是早产呢？专家指出，怀孕达到28周但不足37周的婴儿均视为早产儿。早产的原因仍不清楚，可能与感染、蜕膜出血、宫腔过度扩张等有关。如孕妇有过早产史、宫颈手术史、多胎妊娠或孕妇年龄过大、过小都是发生早产的高危因素。

在产前护理过程中，树立风险意识并及时与医生沟通有助于降低早产的概率。此外，孕妇聆听身体的"声音"也有助于发现早产迹象。早产迹象主要包括：腹部绞痛、发紧；骨盆有压迫感；胎膜破裂及阴道分泌物的变化。如果你遇到以上任意一种情况或者其他异常情况，马上联系医生以确定下一步计划。

面对早产，更重要的是你要保持良好的心态，尽量避免把时间都花在自责上。最佳的应对方法就是接受现实，遵守医嘱，然后向前看——反思的事情以后再说。此外，作为早产儿的父母，自身拥有健康的身体至关重要，因为护理早产儿是个很漫长的过程，要睡好、吃好，同时积极寻求帮助，父母完全可以护理好早产儿。

早产儿并发症

据统计，不满34周出生的早产儿患病风险最高，孕34~37周出生的早产儿仍存在患病风险。由于早产儿在母体内尚未发育完全就已脱离子宫，他们常存在健康问题，需要在出生后立刻接受额外的医疗看护。早产儿可能存在以下健康问题：

呼吸暂停与心动过缓：呼吸暂停是指婴儿常规呼吸状态中的较长中断（通常指暂停呼吸20秒以上），心动过缓是指心率较慢。这两种症状通常是因为神经系统发育不全，在早产儿中较为常见。常用的治疗方法包括药物、供氧和换气疗法。

慢性肺炎：由于早产儿出生时肺部发育不全，导致婴儿肺部脆弱，治疗用药也会对其造成伤害。诊断慢性肺炎的方法主要有验血和CT检测，治疗方法主要有换气、供氧及抗生素、类固醇等药物治疗。

哺乳问题：因为早产儿发育不全，通常无法在哺乳过程中正确地吮吸和吞咽。他们通常需要通过静脉输液或从口、鼻饲来获取必要的营养和水分。

黄疸病：早产儿的肝部发育不良无法充分代谢胆红素，导致皮肤、眼白发黄。黄疸可以通过体检和验血来诊断，主要的治疗方法是光疗法（通过皮肤吸收光线）；过多的胆红素会对早产儿的大脑造成伤害，医生有时也可能需要通过输血治疗黄疸病。

神经系统问题：早产儿在出生后，大脑和神经系统仍会继续发育；但其大脑发育和功能方面依旧存在出血及发育迟缓的可能性。

呼吸窘迫综合征（RDS）：由于早产儿肺部发育不全、保持肺部空气充足的活性物质缺乏所导致。医生通常会检测早产儿是否患有呼吸窘迫综合征，并采取相应的治疗措施，其中包括少量供给氧气、使用呼吸机帮助早产儿呼吸或将肺部表面活性物质注入呼吸道等。

早产儿视网膜病变：由于早产儿得不到充足的氧气和营养来完成视网膜的发育，因此出生时视网膜会停止发育并导致血管扩张异常，如不及时治疗，将导致视网膜脱落、视力受损或丧失。治疗早产儿视网膜病变的方法主要有激光疗法、冷冻疗法和手术治疗。

总之，早产儿并发症的种类和严重程度都是因人而异的，早产儿的免疫系统更脆弱，容易患上传染性疾病。

早产儿的外貌特征

影视作品中通常不会出现早产儿形象，当你看到与足月出生婴儿截然不同的早产儿时，往往很不习惯。早产儿的外貌和身体大小往往因胎龄而异，但一般都具有以下几点特征：

- 头部过大，与身体不成比例；
- 肌肉量少；
- 脂肪量少；
- 面部特征明显；
- 皮肤薄且透明；
- 明显呼吸困难；
- 皮肤发黄。

宝宝护理小贴士

为把早产儿患病风险降到最低，直到婴儿发育完全之前，你都要遵守医院的治疗程序。

治疗经验

早产儿出生后必须马上接受医生的诊断和治疗，送到早产儿特护室或者婴儿重症监护室。对于正在恢复身体的妈妈来说，穿过整个走廊去见你的宝宝也是很困难的。不过，请你放心，医疗团队会给你的早产宝宝提供最好的治疗和护理，必要时也会将其转到专科医院接受治疗。

　　早产儿出生后的状态以及后续发展情况决定其病房分区。婴儿重症监护室分为几种等级：二级监护室护理接近足月的早产儿（一般是孕32～37周的早产儿），这些早产儿的并发症相对较少；三级监护室护理过度早产或者并发症严重的早产儿，他们需要接受更加专业的治疗。婴儿重症监护室通常配有一名婴儿儿科专家（指在护理重症早产儿有经验的儿科医生）和几名受过充分训练的护士。这一团队中可能还包括营养师、哺乳顾问、呼吸治疗师或社工（部分诊疗过程可能与国内不符，具体情况请遵医嘱）。

　　和医院里其他病区一样，早产儿特护室和婴儿重症监护室都有专门的设备。对于早产儿父母来说，看到那么一个幼小的宝宝被密密麻麻的线和导管连接在机器上，确实难以接受，但你们要坚信这些实时监测早产儿身体状况的医疗团队，他们的最终目的是使你的宝宝恢复到最佳状态并健康成长。婴儿重症监护室通常配有如下设备：

光疗设备：用蓝色或绿色的光照射早产儿的皮肤治疗黄疸，使用光疗法时，必须给早产儿戴上眼罩来保护眼睛。

血压计：和医生办公室里随处可见的袖套式血压计相似，婴儿重症监护室也有血压计套在早产儿的手臂上，进行实时监测和记录。

心肺监控器：该机器可确认早产儿呼吸是否规律以及心率是否处于正常范围内。当早产儿呼吸异常时，胸口放置的与机器相连的小型监控板会发出警报。

保温箱：一个温暖的类似子宫的机器，可保护早产儿尚未发育完全的身体。箱体由透明的塑料罩与床体组成，为早产儿提供适宜的温度。

静脉导管：一种软质导管，穿过皮肤插入血管中，通常适用于早产儿的手足部，帮助早产儿摄取足够的水分和营养，及所需的药物。

呼吸机：有些早产儿无法自主呼吸，因此需要呼吸机来辅助呼吸。呼吸机可通过插入早产儿鼻孔或气管中的软管来提供充足的氧气，直至其能够自主呼吸为止。

鼻插管：通过插在早产儿鼻腔中的小塑料导管为其提供氧气。

血氧监测仪：一种小型光敏元件，由软胶带固定在早产儿的手或脚上，该仪器用于测量早产儿血液中的氧含量。

脐带导管：一种插入早产儿肚脐位置血管中的极小导管，医护人员可通过它为早产儿提供药物、营养和水分，以及抽血、输血等；还可以监测早产儿出生十天之内的血压情况。尽管使用脐带导管可能令父母感到不舒服，但对早产儿来说是一种无痛的监测和治疗方法。

住院时间

你的怀孕时长和早产儿的身体状况决定其住院时间长度。一些孕晚期早产儿对治疗和药物反应良好，可在几天内或几周内出院。出生更早的早产儿可能需要住院三四个月或更久。千万不要急着让宝宝出院，因为早产儿脆弱的身体机能需要经过一段时间的发育才能够自主呼吸和进食。早产儿住院治疗的过程对于任何一个家庭来说都很难熬，你可以采取以下措施来缓解压力：

- 及时了解治疗情况。多花点时间了解宝宝的护理团队，并亲自参与既定的治疗方案，了解最新治疗进度。这样做的话，即使在你无法陪在宝宝身边的时候，也会使你情绪稳定。
- 如果你在重症监护室没日没夜地陪伴着你的宝宝，一定要积极寻求家人和朋友的帮助，因为你同样需要外界的支持。
- 回家休息。为了宝宝的身体恢复健康，你可能需要在医院待很久；你一旦离开医院，必须马上好好睡一觉、吃一顿有营养的家常饭。请相信，在你离开后，你的宝宝同样能够得到医护人员的细心照顾。
- 如果你或你的爱人在外工作，最好和老板请个病假。做好长期休假和承担随之而来的经济压力的心理准备。

早产儿哺乳

合理的营养摄入对早产儿的健康成长非常关键。营养师、父母和医疗团队相互配合，为宝宝制订哺乳量和哺乳频率。对于早产儿来说，母乳喂养是最佳的选择。美国儿科学会称，"母乳营养丰富，因此早产儿最好接受母乳喂养。早产儿要以母乳为主食，新鲜的或冷藏的均可；当早产儿的体重低于1.5千克时，母乳中还需适当添加营养成分。如果妈妈通过催乳也无法有效供给母乳的话，早产儿则需食用巴氏杀菌奶"。

美国儿科学会提出，母乳喂养的早产儿患败血症和坏死性小肠结肠炎的概率要低很多，在早产儿能够自主吃奶之前，妈妈通常需要2～3小时吸奶一次，然后用滴管喂给早产儿。吸奶和储奶的过程很烦琐，但无论是从短期还是长远来看，对于早产儿的健康成长都是很有好处的。"母乳喂养的好处不仅体现在重症监护室中的早产儿身上，在早产儿出院三年内再度因病住院的概率也是较低的。"

缺少母乳的女性应及时与监护室医疗团队沟通进行催乳。如果妈妈不能或者不想用母乳喂养宝宝，医生也可为宝宝制订其他专用食谱。

探病者

早产儿太过脆弱，大多数时间都需要和医生或父母一起度过，因此探病者越少越好。不同的医院对探病的规定也各不相同，因此在请人探病之前，你需要向重症监护室的护士咨询一下。通常，每次只允许一到两名身体健康的亲属前来探病，两岁以下的幼儿一般不允许来探病。探病者在进入重症监护室前必须使用肥皂和温水彻底洗手，进入监护室后应保持安静，尽量不要打扰其他病人。

宝宝护理小贴士

护理早产儿，过程虽充满波折，面临各种挑战，但积极的态度总会帮助你和你的爱人度过最艰难的时刻。

带宝宝回家

当早产儿病情稳定且出现体重增加的迹象时，就可以准备出院了。婴儿重症监护室的医疗团队通常会：

- 提供详细的早产儿身体情况报告，包括提出预后建议、体重增长情况、检测频率等。

- 指导早产儿父母回到家后应如何照顾他们，给父母发指导手册，并在上面圈出重点注意事项，包括怎样制订营养食谱、更换尿布、使用药物等。
- 孕37周前出生的早产儿往往血氧饱和度下降的风险更高，因此早产儿在出院前，医疗团队须对他们进行血氧量测试，如果通过测试，那么出院后可乘车回家；如果未通过测试，早产儿只能使用便携式婴儿床。
- 护士上门到早产儿家里对其进行检查。护士需要检查母婴双方的身体状况，解答疑问，协助哺乳或喂养，进行伤口护理和医生安排的检查项目，必要时还要提供社会服务。如果你预约了护士上门服务，护士本人就会与你联系以安排服务时间，通常上门服务不超过一小时。
- 教授父母和其他看护人婴儿心肺复苏术。

自从你的宝宝住院以来，你可能做梦都想着带宝宝回家，但真正到了这天时，你仍会感到焦虑。这是很正常的，毕竟你已经习惯了一流的医疗团队对你的宝宝进行实时监控、随时随地为你答疑解惑的日子；而现在你的宝宝只需每周看一次儿科医生，这难免让你担心。但宝宝出院是一个转折点，新手爸妈们多多少少都会面临一些挑战：

愧疚感：父母不能在重症监护室陪伴早产儿的时候，内心都会经受愧疚感的折磨。他们会想在回家后马上补偿他们的宝宝，虽然早产儿需要特殊照顾，但父母也没有必要一刻不离地陪着宝宝，有一点风吹草动就神经紧张。此时，父母要做的事情就是制订健康的作息时间。

体重增加与发育：新手爸妈常会拿自己的宝宝与别人家的宝宝比较身高、体重，还会比谁更早会爬、更早会登高。但早产儿往往会比年龄相同的足月婴儿发育得慢，这是正常的，你大可忽略这些来自新手爸妈间的攀比。

问： 宝宝刚刚从婴儿重症监护室回到家里的这段时间我该做些什么？

答： 只要护理团队或主治医生制订好方案，你就可以安心地按照医嘱执行，相信自己在医院学到的护理知识并享受和宝宝相处的时光。你需要每天用一些时间来关心自己，放松情绪，读些书或看看社交媒体。

迎接多胞胎

美国疾病控制中心的最新数据显示，美国的多胞胎概率达到了历史最高水平，其中，双胞胎概率为3.39%，三胞胎概率为0.1135%。

多胞胎概率提高的原因众多，其中最重要的一点就是晚育趋势的上涨。越来越多的女性选择接受高等教育并在成家前先立业。女性在30岁以后往往会在一个周期内产生多个卵子（可提高双胞胎的概率），同时，卵泡刺激素的分泌量也会增加（可提高异卵双胞胎的概率）。受孕药物和辅助生殖技术的使用也会提高多胞胎的概率。考虑到相对普遍的情况，在本章接下来的部分，我会解答多胞胎父母可能产生的疑问，包括如何应对早产的发生。

问： 我的姐姐刚生了对异卵双胞胎，是否意味着我怀上异卵双胞胎的概率更高一些？

答： 与常人相比是这样的。如果你的母亲或姐妹生过异卵双胞胎，你怀上异卵双胞胎的概率是常人的两倍。

从双胞胎的基本原理讲起，单个卵细胞由同个精子受精产生同卵双胞胎，两个卵细胞由不同的精子受精产生异卵双胞胎。同卵双胞胎有着相同的DNA，因此长得很像；异卵双胞胎看起来更像普通的兄弟姐妹，因为他们的DNA只有一部分是相同的。

无论是同卵还是异卵双胞胎，他们都需要父母加倍的爱护。因此父母要满足双胞胎每个个体的基本生理需求和情感需求。

外部协助

当你怀上了双胞胎或多胞胎后，应该考虑加入一个社区的多胞胎小组。在那里，你将得到来自其他多胞胎父母们的关爱与支持；组员们也曾经历过来自多胞胎的"惊吓"，因此会给你很多合理的建议，以及温柔的鼓励和耐心的倾听。社团一般每月召开例会，你将与很多怀着或怀过多胞胎的妈妈们见面。有些母亲甚至在孩子成年之后，也没有退出小组。现在，很多小组都是带有资源区和讨论区的网站或者活跃的网络小组，有些小组还会组织分年龄段的多胞胎游戏班或家庭远足，还有些小组会举行大甩卖，成员可买到物美价廉、质量过关的婴幼儿用品。即使你在怀孕期间没加入小组，你在产后或宝宝成长的过程中还是可以考虑加入的。

怀多胞胎

数据显示，60%的双胞胎都是早产儿，而三胞胎的早产率则接近90%。因此，怀有多胞胎的你患有先兆子痫和糖尿病的概率更高，通常属于"高危产妇"。医学上"高危产妇"不是为了警告你，而是为了让你了解，你和你的宝宝需要接受合理的监测。与怀单胎的孕妇相比，你可能需要与医护人员更频繁地交流，并且每次产检后都要详细听取医生的建议。当你有问题需要解答时，你随时随地都可以与你的医疗服务人员联系。如果有早产情况，医生可以通过药物和治疗方法来帮助你推迟分娩，或为即将到来的早产做好准备。

对于怀多胞胎的母亲来说，为增加胎儿体重并促进其发育，母体营养和体重增加很关键。最新数据显示，怀孕前体重指数正常的妇女在怀双胞胎期间理论上应增重17~25千克，在怀三胞胎期间理论上应增重22~27千克甚至更多。为保证你的健康，你需要时刻考虑健康饮食，你应该选择高蛋白质、富含维生素的食物，并且少食多餐，这样也能够缓解孕吐。怀双胞胎或多胞胎每天大概要额外消耗300卡路里的热量。你需要与你的医疗服务人员讨论这些细节并咨询营养专家，以帮助你制订一个可靠的孕期营养计划，并需要你严格遵照执行。

带宝宝们回家

由于早产多胞胎之间的发育速度可能存在差异，也会出现某个宝宝先出院的状况。照顾分隔两地的多个宝宝往往很困难，作为父母，你可能会感到愧疚。这时，不妨与你的爱人交流一下想法，制订一个值班表来解决医院家里两头跑的问题。在所有宝宝都回家之前，一定要保证无论是医院还是家里都有亲戚朋友帮你们照看宝宝。

本章前面谈到过，当你的宝宝最终出院回家后，你会感到安心，同时也会感到压力。虽然所有婴儿父母都会睡不好觉，但多胞胎的父母尤其严重——毕竟你们需要照顾更多的宝宝。有的宝宝可能是"夜猫子"，而其他宝宝可能吃了晚饭就会睡上几小时，你永远无法预见宝宝们遵循什么样的作息规律。因此，你需要和爱人排好班，轮流喂养和安抚宝宝们。排班是件麻烦事，你需要耐心和坚持。

　　以下是一个作息时间表的样例，可能会对你有所帮助。通过样例你可以对将来每天应该如何照顾多胞胎有所了解。这个样例只是提供一个方案而已，有些细节对你可能不适用，你只要制订适合自己的时间表就可以。

表2-2　作息时间表样例

（适用于哺乳期母亲和在职爸爸照看4～8周大的双胞胎家庭）

时间	任务	建议
早上5:40	换尿布／睡觉	建议你的爱人帮宝宝拍嗝儿，给宝宝换尿布，用襁褓包好他们，再哄睡。这样你就可以补眠，你的爱人也可以帮忙准备早餐。
早上7:30	哺乳	使用双胞胎哺乳枕来为两个宝宝哺乳，你的爱人出门工作前尽可能帮宝宝换尿布、穿好衣服。
上午8:15	玩耍／吸奶	和宝宝们在地板上躺一会儿或趴一会儿，并和他们说说话。把他们放在摇篮里，然后把自己多余的乳汁吸出，这样你的爱人晚上就可以帮忙哺乳了。趁宝宝在摇篮中安分躺着的时候去吃早餐。
上午9:30	换尿布／哺乳	使用双胞胎哺乳枕来同时为两个宝宝哺乳。
上午10:00	睡觉	用襁褓包好宝宝们，哄他们睡觉。
上午10:15	休息	利用你的空闲时间准备午饭和晚饭、洗衣、洗澡，再吃点零食，以充足的精力迎接之后的工作。
中午11:30	换尿布／玩耍	给宝宝们换尿布，让他们醒来准备吃奶，给他们唱歌，和他们聊天。
中午12:00	哺乳	准备好双胞胎哺乳枕和一大杯水，坐在沙发上为你的宝宝们哺乳。
中午12:30	睡觉	用襁褓包好宝宝们，哄他们睡觉。

时间	任务	建议
中午12:45	午餐 / 休息	你每天仅仅看护宝宝就大概要消耗1000卡路里，因此你一定要吃一顿有营养的午餐。
下午2:30	换尿布 / 哺乳	给你的宝宝换尿布，同时逗他们玩耍，使他们保持清醒。回到你的固定位置给他们哺乳，记得带上一杯水。
下午3:15	玩耍 / 散步	天气好的话，带上你的宝宝们，约个朋友一起出门散步，这样你和宝宝们都可以呼吸到新鲜空气。如天气不好，就在家里陪宝宝们玩一玩，和他们说说话。
下午5:30	换尿布 / 哺乳	给宝宝们换尿布，晚饭前再给他们哺乳一次。
晚上6:00	睡觉	请你的爱人帮忙用襁褓包好宝宝们，哄他们睡觉。
晚上6:15	晚餐 / 休息	吃一顿健康晚餐，和你的爱人共同度过休息时间，还可以处理一些工作上的待办事项。
晚上8:00	洗澡 / 换衣	给宝宝们洗个澡，换上睡衣。
晚上8:30	哺乳	给宝宝们哺乳，请你的爱人帮忙给宝宝们拍嗝儿。
晚上9:00	睡觉	给宝宝们读故事，哄他们睡觉。
晚上11:30	换尿布 / 哺乳	在床上依次给你的宝宝们哺乳，请你的爱人帮宝宝换尿布。
晚上12:00	睡觉	用襁褓包好宝宝们并哄睡，这次需要让他们多睡一会儿。
早上4:30	换尿布 / 哺乳 / 睡觉	给宝宝们换尿布，躺在床上给他们依次哺乳，或者请爱人帮忙用之前储存的母乳喂他们。之后给宝宝们拍嗝儿，再哄他们睡觉。

宝宝护理小贴士

你可以在家里设置几个地点用来专门放置宝宝用品。这样，在你想要用湿巾、尿布、乳霜、口水巾、毯子、换洗衣物乃至零食的时候，随手就可以拿到，很方便。

访 客

当你带宝宝们回家后，你的亲戚和朋友都会想到你家里帮忙照看宝宝，顺便抱抱摸摸他们。我建议如果方便的话，你可以请他们来访时顺便帮你分担些家务，如清扫车道或捎带食品、日用品以及自制食物。不过，正如前文提到的那样，在宝宝（特别是早产儿）刚出生或刚出院没几天的时候，最好把访客数量控制在最小范围内，这不但会降低宝宝患病的概率，而且会给你和你的爱人还有宝宝们之间创造一个缓冲时间，使你们相互习惯、建立感情联系；同时也会给你时间让你和爱人习惯"父母"这一新角色并自信起来。在亲朋好友的关注之下照看双胞胎并不是一件容易的事，虽然来访的人大多出于好心，有些人还会给你提供有力的协助，但很可能有些人会提出一些你目前还用不上的建议，从而使你和你的爱人陷入紧张情绪。你在怀孕时，就可以和你的爱人确定宝宝出生后该请谁先来探望的问题；做好前期准备后，再将你的意愿传达给亲戚朋友们。你和宝宝们最开始相处的美好时光是无法重来的，因此，一定要营造一个良好的开端。

对访客最基本的要求就是身体健康。访客来到你家后，请他们先用肥皂和温水洗手，再来抱你的宝宝。也许有的客人会觉得你对宝宝过分保护，但实际上一点也不过分，因为卫生对于宝宝来说很重要。

大多数访客都会问你有什么需要帮忙的，你无须不好意思，直接告诉他们就好。如果衣服还在烘干机里，就请他们帮忙拿出来并叠好；如果碗碟还在洗碗机里，也请他们帮忙拿出来并摆好；如果你饿了，就请他们帮你捎带些零食和水果。

喂养多胞胎

喂养早产的多胞胎是一大挑战，看似无法胜任，但你是可以做到的，并且会越做越好。为了每个宝宝都能摄取足够的营养并健康成长，在住院期间，医院会提供常规的体重检查。宝宝出院后的一段时间内，你还需要继续为他们称重，可以带他们去看儿科医生，也可以请护士到家里来。这会使你了解宝宝的成长趋势，让你合理喂养宝宝。

喂养多胞胎早产儿必须让宝宝保持清醒，每天喂养的次数需要遵照医嘱。一般情况下，每隔3小时喂一次比较合理。有的父母会轮流给孩子喂奶（即一方休息，另一方同时喂两个孩子）；有的父母会各喂一个孩子。随着宝宝的成长，你惯用的喂养方式可能也会改变。

哺 乳

理想状态下，所有的宝宝都能按时吃奶、好好睡觉。但事实上，每个宝宝都是独立的个体，都有自己的需求和偏好。因此，一定要采取最适合你的方式来给他们哺乳。由于早产儿的身体机能发育不完全，他们通常不会自己抱着妈妈的乳房吃奶。所以，在他们成长到一定阶段之前，你最好把乳汁挤出来，用奶瓶喂他们，直到他们学会自己抱着乳房吃奶为止。宝宝还在住院时，你也可以先和哺乳顾问探讨一下这个问题，他们会指导你如何让宝宝自己吃奶，同时给两个宝宝或轮流喂奶该怎样做，必要时如何补充营养，等等。

购买合适的吸奶器会对你给多胞胎哺乳有帮助。你可能会觉得自己的母乳量不够喂养两个孩子，所以频繁吸奶有助于增加乳汁量，有时你可能会需要用奶瓶给他们喂奶，用奶瓶喂奶有两个好处：你可以在母乳中加些额外营养品，你的爱人或者其他看护人可以帮你给宝宝喂奶。

我建议购买一个双胞胎专用的哺乳枕。这种枕头通常更加厚重、支撑力更强，能够使宝宝和你之间形成一个最佳哺乳角度，你用奶瓶给宝宝喂奶的时候，也可以使用它。另外，这种枕头通常带有一个可拆卸的部分，能够垫在你的后背下方。由于宝宝还小，你也还在逐渐掌握哺乳的技巧，因此，你可以请你的爱人或者其他看护人帮你把枕头放置在合适的位置，使你更舒服地给两个宝宝哺乳。

在哺乳的过程中，你就会发现自己是适应一次给一个宝宝哺乳，还是同时给两个宝宝交替哺乳，或是采取其他方式哺乳。你自己决定最有效的哺乳方式，当然你的宝宝也有发言权！对于婴儿来说最关键的就是增加体重，宝宝在除了吃奶之外的时间里，需要得到充分的照顾和足够的睡眠。在他们睡觉的时候，即使每次只能睡两三小时，你也应该尽量好好休息。只有照顾好自己，你才能照顾好宝宝。

洗 澡

为了保证安全，也为了给宝宝一对一的照顾，我建议给两个孩子分开洗澡。与足月婴儿相比，早产儿往往比较瘦小，因此无论是在洗澡前、洗澡中还是洗澡后，保暖工作都是非常关键的，你需要预先给浴室加温，这样宝宝在洗澡时就可以保持放松状态。

　　你无须每天都给宝宝洗澡，每周洗两三次就可以，其间你可以用温热的湿毛巾给他们擦拭脸部、颈部或者其他需要清洁的部位。要了解更详细的给宝宝洗澡的步骤，请参见第十章。

问： 我到底应该怎么带双胞胎出门呢？

答： 带宝宝们出门关键在于事先的准备和练习。比起带普通尿布包出门，带一个双肩包要更合适；在私家车里放好备品，这样在你忘带东西的时候会有所帮助。不要忘了时常补充包里的备品，即使只去很近的地方，也要在车里备一个折叠式婴儿车，说不定什么时候你就会带着宝宝们去散步。

　　你会发现，多胞胎往往会吸引人们更多注意力，你可能已经想好了该如何回答别人可能提出的问题：他们是双胞胎吗？你是自然怀上他们的吗？他们是同卵的吗？这些问题可能会让你厌烦，其实大多数人都是对多胞胎充满好奇和敬意的。一开始，让你的爱人、亲戚或朋友陪着你一起带宝宝们出门，可能会让你表现得更自然一些。

　　多胞胎的父母带宝宝们出一次门很容易感到疲惫，这是正常现象。出院一两个月后，你要主动出门活动以找回自信，每次出门你都会有新收获，也会获得像翻过高山一样的成就感。

多胞胎父母的注意事项

- 不要与其他人攀比，抚养多胞胎是一项特殊的挑战，每位父母都有自己的方式。
- 如果你感到压力很大，一定要雇人帮你照看宝宝。这并不是一件可耻的事，稍微和宝宝们分开一阵或者睡个安稳觉对你和宝宝都有好处。
- 如果你持续感到悲伤或易怒，马上联系你的医疗服务人员。

婴儿用品

想知道你的宝宝需要用些什么东西，第一章的备品清单可以帮到你，例如宝宝的专属座椅、婴儿床或摇篮，准备一辆适合的婴儿车，多准备几件舒适的棉质婴儿服和睡袋也是必要的，你还需要准备大量的尿布、湿巾以及哺乳用品。如果你想使用婴儿监控器，那就买一个带摄像头的。

第三部分

为宝宝哺乳

·9·

将哺乳顾问带回家

作为新手妈妈，你将面临一个重要抉择，是否用母乳喂养婴儿。虽然母乳喂养的益处广为人知，但很多女性还是放弃亲自哺乳，因为她们不知道怎样哺乳对宝宝和自身才是最好的，并对此感到压力倍增。本章重点介绍母乳喂养对母亲和婴儿的健康有哪些好处，以及能从别人的经验中学到什么。我将提供建议和方案，使母乳喂养的益处发挥到最大。

母亲似乎天生就会给婴儿哺乳。很多时候，部分婴儿都是凭本能在吸吮，可他们无法凭本能找到妈妈的乳头。哺乳是项技能，需要进行系统的学习。就算你的闺蜜、姐妹已经哺育过宝宝，向你传授了很多她们的经验，但新手妈妈仍需亲身实践，才能了解更多的哺乳细节。妈妈们要做好心理准备，产后的最初几天，你可能要克服很多困难，甚至会经历失望和挫折。不过，就算最初困难重重，最终也会有解决的办法。如果已经是二胎了，也要记住，每个宝宝都是不同的，哺乳经历也会有所不同。了解哺乳如何进行、学会处理潜在问题，这些都有助于你成功哺乳。

作为资深哺乳顾问，我曾遇到过许多不同类型的哺乳问题。有位妈妈在十年前做过缩胸手术，整形医生告诉她完全可以进行母乳喂养，所以她打算母乳喂养宝宝。但宝宝出生后，这位妈妈的母乳不够，不足以喂养宝宝。后来，宝宝体重下降，我建议补充喂养配方奶粉。这位妈妈感觉很内疚，非常后悔当年决定做胸部手术。于是，我与这位妈妈共同制订计划，在母乳喂养的同时保证宝宝通过配方奶粉获得充足的营养。同时建议这位妈妈使用吸奶器，促进乳汁量逐渐增多。本章中，我将分享母乳喂养的真实案例，以及婴儿父母在住院期间和回家后最初几星期面临的常见问题。很多哺乳问题能及时解决，而有些问题需要耗费数星期时间才能逐步解决，在这个过程中，你会掌握一些基础护理知识。我将在本章中解释以下几方面问题：母乳喂养对母亲和婴儿有哪些益处，乳房的生理结构及生理知识，乳汁具有哪些营养成分；同时还会讨论涨奶、吸奶以及吸奶器的问题。对于哺乳引发的炎症，我也会介绍一些护理方法，如乳头受伤、乳管堵塞、乳腺炎，以及如何进行配方奶粉补充喂养。

母乳喂养的优势

多项研究表明，母乳喂养对妈妈和婴儿均有好处。首先，母乳能满足宝宝各阶段的营养需求。母亲哺乳比较方便，无论你身在何处，都无须携带奶瓶，不用四处寻找干净的温水，也无须搅拌和测量。此外，母乳还能降低婴儿的患病风险，例如：耳部感染、食物过敏、腹泻、呼吸道感染、哮喘、糖尿病、婴儿猝死综合征等。

哺乳对妈妈也有益处，例如：产后恶露减少，产后减重更轻松，Ⅱ型糖尿病风险降低，乳腺癌及卵巢癌风险降低，改善骨密度等。

母婴同室而居

宝宝出生后，会很警觉，会四处张望来熟悉新环境。只要妈妈和宝宝的情况稳定，产后一两小时内，就可以尝试哺乳了。如果妈妈是剖宫产，没有足够的力气抱起宝宝，可以让别人把孩子放在自己身边，然后抚抱宝宝。

第一次哺乳时，妈妈要放轻松，享受这个过程。不要有压力，将宝宝一直放在胸口，肌肤相贴。有些宝宝渴求吸吮、吃奶，但有些宝宝满足于用鼻子蹭妈妈的乳房，或是咬住乳头不动。对宝宝来说，吃奶也是个学习的过程。

在母婴都健康的情况下，为了能随时给宝宝哺乳，在产后最初几日，尽量跟宝宝待在同一个房间，无论在医院，还是家中。很多医院都建议母婴同室而居，研究表明，如果妈妈和宝宝在一起的时间少，会对哺乳产生消极影响，因为宝宝在24小时内，需吃奶9~12次，母婴同室而居会很方便。当婴儿就在妈妈身边时，妈妈的情绪和身体也会迅速做出反应，例如：乳汁分泌更快，乳汁量更多，完全母乳喂养，哺乳期也更长。而宝宝的反应也会很积极，例如：不易罹患黄疸，不爱哭、易哄，增重更快、更稳定，睡眠习惯更好等。

宝宝护理小贴士

由于健康原因，有些母婴不能同室而居，这种情况下，妈妈可以让护士定时将宝宝送到身边来喂养，频率是三小时一次。这样，就算你出院回家，也能保证你顺利地给宝宝哺乳。

乳房生理结构

母乳的产生是泌乳素与泌乳反射共同作用的结果。母乳的形成分为两个过程，一个是泌乳，另外一个是排乳，都受神经内分泌功能调节。在怀孕的时候乳房受孕激素影响，乳腺的腺泡、腺管发育，为产后分泌乳汁做好准备。刚分娩完宝宝之后体内的激素水平下降，这时候脑垂体又会分泌泌乳素，使乳房的腺管开始分泌乳汁，表现为产妇乳房胀大，再通过宝宝吸吮刺激乳头，乳汁就会排出来。随着对乳头刺激的次数增多，对泌乳和乳汁的排出都有促进作用。

正常情况下，分娩后2~3天就开始分泌乳汁，为初乳；产后4~14天分泌过渡乳，14天后分泌成熟乳。乳汁为白色或略带黄色的液体，不透明，含有丰富的营养物质，如各种不同比例的脂肪、蛋白质、糖等。母乳是天然食品，其中含有大量的免疫物质，可以大大降低婴儿的患病率，所以很多医生坚持推荐母乳喂养。婴儿6个月的时候可以添加辅食，此时只喂母乳可能影响婴儿的健康发育，不能满足其生长发育需求，建议从10个月开始，逐渐减少母乳量，直至断奶。如果婴儿免疫力较差，可适当延长至1岁左右再断奶。

宝宝护理小贴士

在分娩之前，你可以和哺乳顾问详谈一下哺乳问题，请顾问帮你检查乳房和乳头。如果条件允许，怀孕期间你可以参加哺乳培训班，在宝宝到来之前学习如何哺乳，会让你更加自信地哺育宝宝。虽然哺乳是天性，但哺乳的过程也需要学习。

新手妈妈经常会担心很多问题，比如担心乳房、乳头的尺寸和形状，担心乳汁是否能为宝宝提供充足的营养。因此，让医护人员评估一下乳房的情况，是很有必要的。乳房的尺寸和形状通常不会影响哺乳，比如大多数女性的乳房都不对称。以下有一些问题需要你注意：

乳房发育不良：乳形不够饱满，乳房比较干瘪或呈管状。这种形状的乳房往往不能分泌充足的乳汁。

乳房手术：如果你曾做过胸部手术，也许会导致乳汁不足。手术中，如果曾移动过乳头位置，会损伤泌乳神经。如果你担心乳汁分泌不足，请尽早咨询哺乳顾问，并进行检查。

乳头凹陷或扁平：这种情况会使婴儿吃奶尤为困难，哺乳顾问可以协助你正确哺乳。

宝宝护理小贴士

妈妈们可以自我评估乳头的基本情况。方法很简单，用食指和拇指按住乳晕，正常的乳头会突起或外伸；如果乳头依然凹陷，则是乳头凹陷或乳头扁平。一定要注意乳头周围的组织是硬的还是软的，因为这也会影响哺乳。你一定要及时和哺乳顾问沟通。

问： 我的乳头似乎是凹陷的，我还能亲自哺乳吗？

答： 妈妈的乳头凹陷或扁平，会让宝宝难以吸吮乳汁，但也不能一概而论。如果乳头周围的组织很柔软，宝宝应该能够正常吸奶。引导宝宝尽量多吸吮乳晕，这样可以有效地吸出乳汁。

乳头凹陷是可以解决的，需要用吸奶器吸几分钟或是用毛巾冷敷，乳头就会向外凸出，宝宝就能顺利地吃奶。你可以用手指按压乳头下方2厘米处，帮助放松乳头。还可以使用哺乳垫，垫在胸罩里，拉伸扁平乳头。这些方法成本低、操作便捷，让妈妈轻松无痛地解决乳头凹陷的问题。

随着时间推移，你的乳房状态还会发生变化。产后第二天，乳头看起来就跟分娩前不一样了；如果你已经是第二胎哺乳，乳头凹陷情况会有所缓解。

问： 我的两个乳房尺寸不同，这正常吗？

答： 正常。大部分女性的乳房都不对称，因为两个乳房的泌乳腺体数量也不对等。你会发现，一个乳房分泌的乳汁比另一个多。如果这让你感到困扰，或是乳汁分泌量相差太大的话，可以使用吸奶器解决这个问题。每次喂奶之后，再刺激略小的乳房5分钟，坚持几天，你就会感觉到变化。

问： 为什么初乳被称作"液体黄金"？

答： 初乳颜色呈金黄色，因此而得名"液体黄金"。另外，初乳对宝宝的健康尤为重要，不仅提供宝宝所需的营养物质，还含有抗体和免疫物质，给宝宝提供初期保护。而且初乳易消化，也具有通便的作用，能帮助婴儿清理消化道中可能残留的胎粪。

问： 我的乳汁量什么时候才能增多？

答： 产后3~5日，你会发现胸部开始变得更坚挺，乳汁也从初乳转化为过渡乳。针对宝宝的需求，以及你身体受到的哺乳刺激，乳汁量也有所增加。所以，随时将宝宝带在身边频繁哺乳是非常重要的，也会让宝宝体重增加。

如果你是剖宫产，可能要再多等几天，乳汁量才会增加，这很正常。如果72小时内你的乳汁量一点都没增多，就要向哺乳顾问寻求帮助了。

哺乳姿势

成功哺乳是有诀窍的，要把宝宝放对位置，让他能够正确吸吮乳头，正确的哺乳姿势还能减轻妈妈的乳头疼痛，在最初几星期的哺乳过程中，这一点至关重要。宝宝刚刚出生，肌肉的协调性较差，需要你的协助才能正确吃奶。

如果你仍在住院，在哺乳过程中，可以请有经验的护士或哺乳顾问提供帮助，会达到事半功倍的效果。以下是正确哺乳姿势的小贴士：

- 你坐在舒适、有支撑的地方。
- 你将足部放在小凳子上，或是在脚下垫几个靠垫，抬高足部可以帮你维持正确姿势。
- 无论你选择哪种哺乳姿势，都要让宝宝贴近你的胸部，而不是把胸部凑到宝宝嘴边。
- 宝宝张嘴时，抱着宝宝凑近乳房，这样他才能吸吮到足够的乳汁，并且避免乳头疼痛。
- 尽量让宝宝下牙龈与乳头根部的乳晕成直线，方便宝宝用嘴挤压乳头，吸吮乳汁。

下面是四种常见的哺乳姿势：

交叉式抱法：交叉式抱法是理想的哺乳姿势，这个姿势能让你托住宝宝的头，控制宝宝减少头部移动。你用哪边乳房哺乳，就用另一边手臂托住宝宝，让宝宝的身体（腹部和胸部）朝向你。这个姿势，你可以同时用手托住宝宝的脖颈和头部，另一只手则托住乳房，让宝宝能够轻松吸吮。同时也能让你观察宝宝吃奶的情况，如有必要，可以随时调整姿势。在托着宝宝头部的手臂下方垫个小毯子或是卷起的毛巾，可以缓解手臂的酥麻，也可以在膝盖上放个小枕头，这样能更轻松地把宝宝抱在胸前的位置。

摇篮式抱法：摇篮式抱法是传统的哺乳姿势，你在膝盖上放几个枕头，用臂弯托住婴儿的头部，用前臂支撑婴儿的背部，将宝宝的手放在你手臂下方，宝宝的鼻子自然就在你乳头的附近。

这个姿势虽然是最自然的，但在宝宝出生几天或几星期内，保持这个姿势是非常困难的。通常是在满月后，当婴儿稍长大一些，可以稍微控制脖颈，我推荐这个哺乳姿势。这可能会成为最舒服、最方便的哺乳姿势。有时，宝宝会咬不住乳头，你需要使用交叉式抱法，控制住宝宝，让宝宝贴近你的身体。

橄榄球式抱法：环抱式也叫作橄榄球式抱法，这个哺乳姿势特别适合剖宫产的妈妈，可以避免宝宝压迫你的手术切口，对于双胞胎也是非常适合的。就像在你的腋下夹一个橄榄球那样，用手臂夹着宝宝的双腿放在腋下。宝宝的上身呈半卧位的姿势正对妈妈的胸前，用枕头适当地垫高宝宝，手掌托住宝宝的头，另一只手托住乳房。

侧卧式抱法：侧卧式可以让你躺在床上给宝宝哺乳，这个姿势适合夜间或清晨哺乳。要领是侧躺，将宝宝放在身侧，让宝宝靠近并面向你，用手引导宝宝去吸吮乳头。你可以用手臂托住宝宝的后背，或在他的后背垫个毯子或卷起来的毛巾，来维持宝宝吃奶的正确姿势。如果你觉得这个姿势维持起来有点困难，那就等几个星期再尝试。只要宝宝能自己支撑头部，这个姿势哺乳就会很轻松，且无须妈妈太多协助。

宝宝护理小贴士

宝宝出生几星期后，适合用摇篮式抱法哺乳。只要宝宝能正确吸吮乳头，你就可以放开托住乳房的手。这样，你的一条手臂就自由了，可以随时调整宝宝的吸奶姿势，或是抚摸他的足部和手部，让宝宝保持清醒，同时趁机补充一些水分。

为了让哺乳有个良好的开端，要用适合你的姿势哺乳，既要让宝宝吃奶方便，也要让妈妈感觉舒服。如果宝宝吃奶时，你一直感到乳头疼痛，请向医护人员或哺乳顾问寻求帮助。在分娩后最初几天或几星期内，尽量掌握一种哺乳姿势，不需要尝试学过的每种姿势。换句说话，如果你最初尝试了交叉式哺乳姿势最舒服，那就坚持用这种姿势；如果不舒服，换到最舒服的为止。也许你还会发现，两个乳房习惯不同的哺乳姿势。只要妈妈和宝宝对哺乳感觉放松舒适，这个姿势就是适合的姿势。只需几个星期，你就会对哺乳感到很自信，让哺乳成为你和宝宝之间的幸福纽带吧。

宝宝护理小贴士

从宝宝口中移开乳头时要小心，当宝宝用力吸吮乳头但你想让宝宝停止吸吮时，先将手指缓慢地在宝宝嘴角和乳头间游移，这样能打断宝宝吸吮的进程，移开乳头时就可以有效避免疼痛。

哺乳频率和时间长短

你在24小时内需要喂宝宝9～12次奶。婴儿呱呱坠地的第一天，他可能对吃奶并不感兴趣，但妈妈仍然需要每隔三小时就叫醒宝宝，进行哺乳。很多父母觉得这样做会妨碍宝宝休息，如果他们安静地睡觉，可能是不饿，但这不是事实。宝宝出生几个星期后，甚至更长的时间，才会自己饿醒。

问： 最初24小时，我应该如何哺乳？

答： 哺乳的频率越频繁，你和宝宝就越习惯哺乳。最初的24小时，每3小时哺乳一次，共哺乳八次。每次哺乳时，你的乳房会产生7.5～10毫升乳汁。如果你的身体状况允许，宝宝出生后一小时左右就可以进行哺乳。一些宝宝用很长时间才能找到乳头的位置，你一定要不停地尝试，这也很重要。

问： 出院回家后，我该遵循哪种哺乳时间表？

答： 在你产后最初几星期，无论昼夜，每1～3小时就要给宝宝哺乳，每天喂奶9～12次，夜里可以延长到每4小时一次。如果宝宝爱睡觉，可以在白天叫醒宝宝进行哺乳，白天喂得次数越多，夜里哺乳的次数越少。

　　如果宝宝吸吮得很卖力，你可以将他抱在胸口喂30分钟，然后换另一边的乳房；如果宝宝只吃了一边，下次记得要换另一边的乳房哺乳。有些宝宝吃奶的时间比较短，有些则较长，宝宝喜欢吃多久都由着他，直到他自己吐出乳头为止。

问： 在哺乳前或哺乳后，我是否应该给宝宝更换尿布？

答： 最初几个星期，当你开始哺乳时，要让宝宝保持清醒并渴望吃奶。大多数宝宝不喜欢被四处移动，打开宝宝的襁褓，抚摸他的腹部，稍稍移动他的手臂和腿，然后再更换尿布。在哺乳过程中，宝宝弄脏了尿布，也要及时更换。如果任宝宝包着粪便污染过的脏尿布，会让宝宝很不舒服，且容易患尿布疹。

问： 很多朋友向我分享经验，她们每次给宝宝哺乳时，每一侧乳房都喂10分钟，并建议我也这么做。我应该让宝宝吸多久合适，然后再换另一侧的乳房？

答： 这个建议并不可取，这样容易让宝宝吸入空气。在哺乳的前阶段，乳汁包含更多的水分，可以有效缓解宝宝的饥渴，填充胃部；继续哺乳，乳汁会含有更多脂肪，有助于宝宝消化，也会让宝宝在喂奶结束时，产生饱腹感。

有一个简单的办法可以判断宝宝是否吸吮了充足的乳汁，那就是通过粪便的颜色和黏稠度来判断，如果宝宝的粪便一直呈绿色且黏稠，那就是吸吮了充足的乳汁。妈妈可以用一侧的乳房为宝宝哺乳，一直到乳房内部的乳汁被吸干，感觉乳房十分柔软为止，通常要30分钟。如果宝宝睡着了，那他就是已经吃饱了，若没吃饱，继续用另一侧的乳房哺乳。每次哺乳，记得用不同侧的乳房。

问： 我的宝宝三个星期大了，体重也在稳步上升。我还需要每隔几小时就叫醒宝宝进行哺乳吗？

答： 如果你的宝宝三个星期大了，且母乳喂养状态良好，体重也在稳步上升，那么每次哺乳间隔的时间略长也没关系，按宝宝的需求进行哺乳就好，让宝宝来决定哺乳的频率和哺乳时间的长短。妈妈最好在白天多喂宝宝几次，这样晚上就能养成宝宝睡整觉的好习惯。宝宝在出生后2～6星期会迅速成长，体形明显增大。这个时期宝宝需要更多的食物，哺乳要更为频繁。

哺乳时间表

妈妈需要制订适合自己和宝宝的作息时间表。不足3个星期的宝宝，不推荐制订哺乳时间表，因为无法预测宝宝的饮食需求，宝宝的胃容量也很小。宝宝出生3个星期后，他们会迅速成长，胃口也会变好，还会更加活泼，清醒的时间也更长，宝宝的胃容量也随之增加，这时妈妈就可以预测哺乳的时间和宝宝的食量了，就可以着手制订计划了。以我的个人经验，如果宝宝进食的时间固定，那么睡眠时间也会很固定。

每位妈妈和宝宝的需求都是不同的，有些妈妈喜欢在固定的时间哺乳，有些妈妈则喜欢按宝宝的需求哺乳。在后边的章节中，我会讨论婴儿的日程安排，并附上样表，例如宝宝出生后的第一个月、第二个月、第三个月应该如何安排，你可以试试也列一个时间表。当你开始实施哺乳计划后，总有那么几天，由于各种各样的原因让你无法坚持，这些都很正常，耐心一些，多花一些时间，你会发现一切坚持都是值得的。

问： 我的宝宝很嗜睡，在哺乳的过程中宝宝很难保持清醒。但在夜里10点，我想睡觉的时候，宝宝就会醒来，想吃奶。我能做些什么改变这种情况呢？

答： 宝宝的睡眠时间通常四五小时为一个周期，出生的最初几个星期，宝宝更喜欢在白天睡觉，而非在晚上。如果你放任不理的话，就会让宝宝养成跟你截然相反的作息习惯，你和你的爱人就会感觉很疲惫。所以，最好让宝宝养成跟你相同的睡眠习惯。

有几个办法可以让宝宝在夜里睡得更香。白天你要多叫醒宝宝并进行哺乳，这能帮助宝宝改变生物钟。逐渐地，宝宝会在白天更加清醒，夜里睡眠时间更长。白天时打开窗帘，让光线照进房间，别为了让宝宝小憩，就将家里弄得昏暗；在夜里哺乳时，尽量别开太亮的灯，打开小夜灯，既能让你看清，又能保持房间昏暗。

宝宝护理小贴士

白天宝宝小憩时，别刻意保持安静，也别把房间弄得太昏暗，让他仍然能够意识到外界的响声，如讲话声、音乐声和电话铃声。同理，在晚上，让室内保持安静，将灯光调至昏暗，这样，宝宝就能自行调整生物钟了。

介绍几个叫醒宝宝的办法，无论给宝宝哺乳，还是让他养成好的睡眠习惯都是适用的：松开宝宝的襁褓，为宝宝脱衣，只留尿布，即使尿布干燥，也要更换，让宝宝坐在你的膝头，托住他的下颌，轻抚后背，用清凉的毛巾擦拭宝宝脸颊，同时让他吸吮你的手指，为哺乳做好准备；不要让宝宝贴着妈妈温暖的肌肤，而是轻抚宝宝的手臂和腿，为宝宝做足部按摩。

体重减轻和补充奶粉

出生后几日内，宝宝的体重可能会减轻，这很正常。当你的泌乳量开始增加时，宝宝失去的体重就会补回来，时间一般是在产后3~6日。如果你是剖宫产，泌乳量增加也许要在产后5~7日，才会感觉乳房充盈。如果宝宝因为某些原因不愿进食，可以选择配方奶粉做补充。

有些宝宝会因为舌系带短缩，吸吮乳汁比较困难，这是因为连接舌头和口腔底部的皮肤略紧，导致舌头移动受限造成的。哺乳顾问通常会注意到这种情况，并与你、你的医护人员一起商讨解决办法。做个小手术就可以解决这个问题——舌系带切开术。宝宝也可以通过最初几星期的吸吮动作，自行拉伸舌系带。

问： 如何判断宝宝已经吃饱了？

答： 对于新手爸妈来说，拿不准宝宝吃奶的过程中究竟吸了多少乳汁，毕竟乳房不是刻度瓶，这种未知有时会导致妈妈紧张不安。只要保证宝宝每3小时至少进食一次就可以，宝宝每次吃奶时间为15~45分钟，吃完奶后看起来很满足，那宝宝就吸吮了充足的乳汁。如果妈妈的乳汁充盈，就会听见宝宝有节奏的吸吮声；你还会发现宝宝遵循着一定的规律来吸吮乳汁，每5~10次后，会短暂停止吞咽乳汁。喂过宝宝后，你的乳房会更加柔软轻盈。还有一个方法可以检测宝宝吃了多少乳汁，那就是检查尿布。宝宝出生后几天内，会有定期的排便行为，但排尿却不那么频繁。大约5天后，宝宝的粪便应该变成黄色，排尿量开始增多，这就表明宝宝已经吃了足够的乳汁。

宝宝护理小贴士

宝宝出生4天排便2~5次，排尿的次数为"出生的天数+1"。例如，出生3天的排尿次数=3+1=4次。

出生5天排便大于5次，出生后第一个星期，绿色胎便会渐渐变成黄色，每天排尿6次或更多。

问： 我的宝宝体重变轻了，出生时3.2千克，现在是出生第二天，只有3千克了，这正常吗？宝宝什么时候会长胖？

答： 对宝宝来说体重完全正常，你无须担心。为什么会这样呢？常见的原因之一是宝宝出生时体重都会略重一些，以此抵抗分娩造成的压力。由于刚分娩后几日内，妈妈的乳汁不足，略重体重可以帮助宝宝们顺利度过出生后的几天。分娩时，妈妈会接受静脉注射，这也会让腹中胎儿的液体摄入增加，使宝宝出生时体重稍重。出生5天后，宝宝每天会增重一些。医生会每天监测婴儿体重，很多宝宝在出生两星期后，才恢复出生时体重。

问： 我的宝宝出生后，体重下降了10%，儿科医生建议我用配方奶粉辅助喂养宝宝。我有些焦虑，我是不是做错了什么？

答： 不，宝宝体重减轻和你无关。如果宝宝出生三四天后，母乳仍供应不足，宝宝体重就会下降。如果你的乳汁不多或宝宝无法有效摄入营养，医生会建议你给宝宝喂配方奶粉。从医学上说，配方奶粉做辅食是非常必要的，不会影响哺乳。除了用奶瓶喂奶，还有几种喂奶方式。

如果宝宝减重10%，他会比往常更易疲惫，这会影响他们吃奶，更难恢复体重。这是个危险的循环，所以一定要咨询医生，询问喂多少奶粉，需要持续多久。有时候持续喂24小时奶粉就足够了——因为你的乳汁会在24小时内增加。除了辅助奶粉喂养，一定让有经验的护士或哺乳顾问仔细观察你的哺乳过程，如果宝宝吃奶姿势不对，会导致宝宝看起来在吃奶，其实并没有吸进去太多。这时就要让医护人员帮你纠正喂奶姿势。你也可以咨询是否能使用吸奶器来增加奶量。

微信扫码
✔ 产前产后护理指南
✔ 婴儿护理手册
✔ 科学育儿早教课

问： 宝宝出生头两天，哺乳过程很顺利，但今天早上，宝宝开始哭闹，我无法给她哺乳。昨天，我送她去妇幼院，让护士用奶瓶喂奶，这样我也能睡个好觉。为什么宝宝现在开始闹？

答： 宝宝不肯吃奶的原因很多，让宝宝在妇幼院待一段时间没有问题，但用奶瓶喂养会影响母乳喂养。

宝宝若想从乳房中吸吮乳汁，需要正确含住乳头，协调舌头和下颌的运动，用她独有的动作来吸吮乳汁。而用奶瓶喂宝宝时，宝宝只需含住奶嘴，由于重力，冲好的奶粉会自动流入宝宝口中，宝宝很快就能吸到配方奶。相比之下，妈妈哺乳时，宝宝必须用正确姿势含住乳头一两分钟，用力吸吮才能喝到乳汁。你今天早上遇到的问题是宝宝希望轻松地从乳房中吸吮到乳汁，就像从奶瓶中吸吮那样。唯一的办法就是坚持给宝宝哺乳，让她回归母乳。

给宝宝哺乳前，将她放在胸口，肌肤相贴，这样会让宝宝放松。将手指插入宝宝口腔中，让她吸吮手指，然后再让她含住乳头，这时在宝宝嘴唇上挤几滴乳汁。如果这些办法都没用，咨询护士或哺乳顾问，让他们来帮助你。因为宝宝只是需要一些耐心的指导就能爱上母乳了。

乳汁吸取和储存

出现以下情况，你可以选择使用吸奶器：

- 宝宝是早产儿；
- 宝宝无力吃奶；
- 妈妈因病无法哺乳；
- 妈妈要回归工作岗位；
- 妈妈想增加泌乳量；
- 妈妈想缓解涨奶。

问： 我分娩之前，是否需要购买吸奶器？

答： 等到宝宝出生后再买吸奶器比较好。住院期间，如果医疗护理人员或哺乳顾问建议你用吸奶器，会给你安排吸奶器或必要的设备。你可以租赁或采购吸奶器，大部分医院都能提供租借服务，很多零售商店和母婴商店也能够购买到各种吸奶器，尤其适合即将回归工作的女性！询问护士或哺乳顾问，他们会为你推荐。

吸奶器

手动吸奶器： 轻盈、便捷、性价比高，手动吸奶器随时可用，适用于与宝宝短暂分开，偶尔吸取乳汁的妈妈。当妈妈感觉涨奶时，在哺乳前吸出一点乳汁，方便宝宝吸吮之后的乳汁。吸奶器上有个手动泵，还配有乳房罩（边缘凸起），瓶身有盖、手柄、真空阀和几张薄膜。

优势：价格低廉、安静、便捷。

劣势：耗时长、耗体力，一次只能吸取一侧乳房的乳汁。

电动吸奶器： 比手动吸奶器略贵，但这项投资绝对超值，无须太多人工操作，短时间能吸取更多乳汁。电动吸奶器还可以设定不同功率，选择你感觉舒服的吸奶功率。大部分电动吸奶器都可以充电或安装电池，根据你自身的需求进行选购。

优势：价格相对较低、便捷、效率高。

劣势：噪声大，每次只能吸取一侧乳房的乳汁。

电动双杯吸奶器： 对于无法亲自哺乳或在哺乳期之后要回到工作岗位的妈妈来说，电动双杯吸奶器非常方便。这款吸奶器与电动单杯吸奶器的构造相同，有几个挡位，能同时吸取两个乳房中的乳汁。这种款式的吸奶器往往配有储奶盒、输乳罐、奶瓶、两个乳房罩、真空阀、薄膜。

优势：吸奶迅速、高效便捷。

劣势：价格略贵、噪声大、笨重。

免提式电动双杯吸奶器：有些妈妈需要在外出时频繁吸奶，免提式电动双杯吸奶器刚好适合。跟其他电动吸奶器一样，这款设备可以迅速吸出乳汁，有各种挡位设置，总有一档会让妈妈感到很舒服。这款吸奶器采用分离式设计，可以将乳房罩放在衣服里，安静地吸取乳汁。

优势：便携、吸奶迅速。

劣势：价格较贵。

医用级别吸奶器：这款吸奶器功能更强大。妈妈们住院时，医院会使用这种吸奶器，但大部分妈妈不会在出院后选择购买医用级别吸奶器。

优势：迅速、高效，比其他吸奶器吸出更多乳汁。

劣势：价格昂贵、噪声大、笨重、难组装。

问： 我想开始使用吸奶器，这样能储存些乳汁，防止我要外出时，宝宝没吃的。请问哪种款式最适合我？

答： 很多妈妈都需要储存乳汁以备不时之需。吸奶可以用手动或电动吸奶器。不论你选择哪种吸奶器，使用前一定要仔细洗手，保证储存乳汁的容器清洁、干燥。使用吸奶器前，一定要仔细阅读说明书。

用奶瓶给宝宝喂奶之前，一定先熟练掌握喂奶技巧。对于妈妈和宝宝来说，熟练掌握这些技巧可能要花费数星期甚至数月的时间。你刚开始使用吸奶器时，可能吸不出太多的乳汁，因为这时你分泌的乳汁刚刚够宝宝吃。给宝宝哺乳后，每天使用吸奶器1~2次。无论你想从一侧还是两侧乳房中吸奶，请坚持10~15分钟，慢慢会增加泌乳量。你可以在下午或睡前吸奶，一定要坚持，每天在同一时间吸奶。几天后，你会发现泌乳量增加了，你能吸出更多的乳汁，如果你感觉泌乳量过大，可以减少使用吸奶器的次数。

如果你准备回归工作，可以提前3~4星期使用吸奶器吸取乳汁。妈妈们还可以考虑在宝宝出生3~6星期时，用奶瓶装乳汁喂养宝宝，让宝宝习惯这种喂养方式。

宝宝护理小贴士

乳汁在储存得当的前提下，可以保存数天甚至数月。

室内温度：19~26℃，保存4~6小时；

用冰包降温：15℃，保存24小时；

冷藏：4℃，保存3~8天；

冷冻：-20~-18℃，保存6~12个月；

解冻后：24小时内食用。

问： 我已经开始用吸奶器，但乳头很疼，应该怎么处理？

答： 当你开始用吸奶器，最初可能会感觉乳头刺痛，但几天内痛感就会减轻，以下几种办法能帮助你减轻乳头刺痛：

- 在使用吸奶器前，按摩胸部几分钟，促进乳汁流动。
- 温敷或洗热水浴，软化乳房。
- 确保吸奶器边缘与乳房紧密贴合，减轻对乳头和乳晕区域的摩擦。
- 调小吸奶器功率。
- 每次吸奶后，在乳头上涂抹一些乳汁，等待其自然风干。
- 乳头附近的哺乳衬垫要保持干燥。

常见哺乳问题

在给宝宝哺乳时，会遇见很多小问题，这都很正常。下面是几种常见的哺乳问题和解决这些问题的方法。

乳头疼痛

哺乳的最初几天，妈妈的乳头会疼痛，因为婴儿为了吸吮初乳，会比较用力，所以有刺痛感很正常。如果宝宝吸吮姿势正确，产后7~10天，你的泌乳量变多后，乳头的疼痛就会消失。如果10天后依然感到乳头刺痛，我推荐几个办

法:

- 按摩胸部直至乳头渗出乳汁，让乳汁覆盖乳头表面。人类乳汁有抗菌功效，可以帮助减轻乳头炎症。
- 将宝宝放在你胸口的正确位置，让宝宝面向你，紧紧抱住，这样可以让他吸吮到更多的乳晕部分。
- 宝宝吃奶时，如果感觉乳头刺痛，用手指轻轻拉扯宝宝脸颊或翻开宝宝下唇。
- 频繁喂宝宝，这样宝宝不会太过饥饿。如果宝宝饿得厉害，他可能会急切地用力吸吮乳头。
- 宝宝出生的最初几个星期内，尽量避免使用安抚奶嘴，这会让宝宝养成不良的吸吮习惯。
- 如果你的乳头没有自愈，请咨询医护人员或哺乳顾问，他们会观察你的哺乳方式并加以指导。

宝宝护理小贴士

如果你的乳房白天不会渗乳，那你可以省下哺乳垫这笔钱了，也可以省下清洗哺乳垫的时间。你可以用一只哺乳垫，无须担心，哺乳垫很轻薄，两侧乳房不会看起来一大一小。当你用右侧乳房哺乳时，将哺乳垫放在左侧乳房上，吸收渗出的乳汁；下次哺乳的时候，把哺乳垫换到另一边。用哺乳垫能让你分辨上次用的是哪侧乳房哺乳。

涨　奶

涨奶时，你会感觉胸口就像交通拥堵。有时，涨奶是由于乳汁过多，有时是由于血液涌至乳房。产后几天，你的乳房会变得充盈，每位妈妈的涨奶感觉不同，有些妈妈胸部坚硬如石，另一些妈妈会有柔软的充盈感。这阶段的涨奶会持续两星期左右。你可以频繁给宝宝喂奶，避免严重涨奶。如果分娩时，你曾接受静脉注射，涨奶和水肿会更为严重，因为你的身体组织吸收了过量的液体。

缓解涨奶的方法

- 哺乳前热敷：在喂奶前给身体预热一下，能够帮助软化乳腺组织。洗个热水澡，将乳房热敷一下，效果会很好。

- 哺乳后冷敷：哺乳之后，用冰袋冷敷，冷敷能帮助减轻胸部涨奶。
- 胸部按摩或挤出乳汁：按摩胸部或挤出乳汁可以减轻乳房压力。
- 吸奶：用手动或电动吸奶器吸几分钟乳汁，软化乳房。但别过度使用吸奶器，会导致泌乳量激增。
- 小范围消肿：消除乳头附近的水肿，这样宝宝可以吃奶更顺畅，咨询专业人员，他们会展示技巧。
- 涨奶期间频繁哺乳：24小时内可以哺乳10~14次。两次哺乳间隔不要超过3小时。
- 用不同的姿势给宝宝哺乳：如果你一直在使用交叉式哺乳姿势，可以换橄榄球式哺乳姿势，不同的姿势也许会分泌出更多乳汁。

乳腺管堵塞

乳腺管堵塞通常是由哺乳不规律、延迟哺乳导致。泌乳量过多、哺乳姿势不正确，也会压迫乳腺管。温敷患处、频繁哺乳，洗热水浴时轻轻按摩患处可以缓解症状。

乳腺炎

如果乳腺管持续堵塞，会导致乳房红肿发炎，进而转化成乳腺炎。如果你的乳房上出现红色斑块，身体出现感冒症状，如发热、头痛、寒战、肌肉酸痛，要立刻和医护人员联系。在48小时内注射特定抗生素，会缓解你的不适，但你仍需频繁哺乳来缓解症状。

给早产的宝宝哺乳

早产宝宝吃得不像足月宝宝那么多，可能需要妈妈更频繁地哺乳。早产儿还可能有吸吮、吞咽困难，更为嗜睡且精力不足。

医护人员会协助你为宝宝选择最适合的哺乳方式。可以先给宝宝用饲管喂食配方奶或乳汁。医生会鼓励你哺乳，因为母乳对早产的宝宝很重要。早产分泌的乳汁和足月分泌的乳汁略有不同，"早产乳汁"对宝宝身体更好，会提供一些额外的营养，避免早产儿发生一些疾病。

宝宝出生24小时内，你需要用吸奶器来刺激泌乳。如果你还没买吸奶器也不必担心，医院有设备可以供你使用。你可以每3小时吸一次奶，每次吸取15

分钟。

爱人

　　妈妈在给宝宝哺乳时，爸爸可能会感到有些无措。虽然爸爸也想帮忙，但不知道应该做什么。我建议爸爸可以帮忙给宝宝母乳，从最开始就参与哺乳，例如：

- 在妈妈身侧垫枕头并给她准备一杯水，免得她口渴。
- 当妈妈准备喂奶时，抱住宝宝，跟宝宝聊天。
- 将宝宝交给妈妈哺乳，如果妈妈需要帮忙调整姿势，随时进行协助。
- 给宝宝拍嗝儿，如果妈妈是剖宫产，这点尤为重要。
- 如果宝宝困倦，且吃奶时间不够，轻轻按揉妈妈的乳房，帮助乳汁流通。
- 记录每次的哺乳时间，用的哪一侧乳房。这些记录能避免妈妈涨奶和身体不适，帮助宝宝获得充足营养。

　　虽然我一直在讲述纯母乳喂养的好处，但我知道，很多父母会根据自身需求选择其他更适合他们的喂养方式。出于某些原因，有些妈妈不能亲自哺乳，因为哺乳不符合她们的生活方式或育儿理念；一些妈妈，由于医疗问题或服用药物的原因，无法亲自哺乳；另外，一些女性决定哺乳的同时用婴儿奶粉做补充。你自己决定喂养方式，你身边的医护人员和其他人，都会支持你的决定。决定不哺乳或不完全哺乳，并不代表你是坏妈妈，别感到内疚，别因你的决定而产生负罪感。

第四部分

宝宝的
早期教育

孕产育儿专家为你解惑答疑

微信扫一扫

孕产育儿问题一网打尽

你想了解的知识都在书中

产前产后护理指南

① **超全面待产准备**

待产包准备，无痛分娩，顺产原则

② **产后身体修复**

产后瘦肚子，盆底肌修复，月子餐等

③ **宝爸如何照顾宝妈**

协助妻子调整作息时间，辅助喂奶

☆ **婴儿护理手册**

8年育婴师给新手爸妈的育儿指南课

☆ **科学育儿早教课**

早教专家为你量身定制育儿方案

☆ **育儿干货合集**

育儿小贴士，扫一下就知道

· 10 ·

宝宝出生第一个月：
学习时间

带着宝宝回家，是新手爸妈最激动的时刻之一。在回家的第一个月，你将开始与宝宝建立重要的亲情联系，你们需要花一些时间来了解彼此。本章节专门为你和宝宝在家的第一个月而设计，内容涵盖喂养、安抚、睡眠、发育等，当你正在面临这些挑战时，可以观察一下你的爱人会如何协助你。本章也会为你在日常安排方面提出建议，有助于你对白天和夜晚做出适宜的时间安排。

虽然回家很令人兴奋，但你可能会对离开医院环境感到无措，因为那里的专业医护人员可以全天候地回答你关于宝宝的任何问题。你甚至可能觉得自己没有准备好去照顾宝宝，请放心，这种感觉是完全正常的。这时作为父母的本能将会表现出来，你自然会知道怎样去照顾宝宝。

回家的最初几天

推荐你一些生活小窍门，有助于你把家里打理得井井有条：当你回家的时候，让爱人帮助你搭建一个"小窝"。这将是你日间给宝宝哺乳的地方，也是你和宝宝一起休息的地方。营造一个舒适的区域，安放好沙发、摇椅或摇篮，周围再放些零食、水瓶。在家的时候让自己衣着舒适，最初几天你可以穿宽松的睡衣，因为你的身体很多方面都需要恢复。

问： 亲戚朋友看到宝宝都很兴奋，他们都想抱着她。这让我感到有压力，我能做什么？

答： 在最初的几个星期，婴儿最好与父母待在一起，这样可以为宝宝营造一个亲密而舒适的环境。让身体健康的家庭成员或少数密友短时间抱抱宝宝并没有问题，但我建议你最好固定几个人，而且人越少越好。人员过多，一方面会让宝宝暴露在存在细菌的环境中，另一方面对几天大的宝宝来说接触陌生人是个刺激。等宝宝一两个月大的时候，你就不再需要如此谨慎。

有一种非常好的做法是对到访人数和由谁在什么时候抱宝宝都做出限制。如果你不能限制到访人数，或者不好意思把你的感受告诉访客，你可以把宝宝放在摇篮或婴儿床上，如果宝宝睡得很香，亲友就不能抱起宝宝了。每天在固定时间段接待客人，这样就不会出现总有人进进出出的情况；你可以预先和对方约好时间，就能更自在地安排自己吃饭、睡觉的时间。

问： 我担心宝宝会生病，我应该让访客戴口罩吗？

答： 宝宝暴露在一些常规的细菌环境下是没有问题的。客人们在接触你的宝宝之前，应该用香皂和清水洗手，还要避免亲吻宝宝的脸。婴儿通常不会生病，因为他们有免疫力，母乳喂养的宝宝免疫力更强。但如果是感冒或者咳嗽的客人，就不应该接近宝宝，因为空气中的飞沫会传染疾病。

问： 我妈妈来看望我们，我很感激她的帮助，但是她和宝宝寸步不离。每次当我想和宝宝待在一起时她都会把我支走，让我干全部的家务，我是应该"感恩"地接受还是应该说些什么？

答： 你需要把你的感受表达出来。重要的是，如果家里还有其他健康状况允许的成年人，你应该休息，而不是忙里忙外地做家务。当然，爷爷奶奶（或外公外婆）希望与宝宝共享天伦之乐无可非议。作为来访者，要求你做饭或是在他们来访时希望你款待，至少在这个时间段是不合情理的。如果你觉得这个问题不能与爷爷奶奶辈分的人直接谈，让你的爱人和他们提一下，这是一个进行沟通的好机会。

问： 在医院时感觉事事容易，但回家后我感觉自己都不知道该为宝宝做什么。我能做的就是看着他，我应该做什么呢？

答： 一旦回到家，很多婴儿父母都有一种类似的落寞感。在最初的几周里，你的宝宝会睡觉、吃奶、哭泣，一般不会有别的事。这就是为什么人们把这个阶段称为"宝贝蜜月期"。

利用这段时间把自己照顾好，适应新的生活。当宝宝睡觉的时候，你最好也休息、洗澡、吃东西或睡觉。但一定要保证宝宝处于安全的睡眠姿势，与宝宝躺在一起的时候千万别睡着。

在这个阶段，你没有必要积极地和宝宝玩耍或者过度地刺激他，你可以经常抱着宝宝，唱唱歌或轻声说话。重申一下，你和你的宝宝真正需要的是休息、吃东西和放松的时间，分娩过程也会让宝宝很疲惫。

问： 我害怕睡觉，因为当宝宝需要我的时候我会听不见。如果她在我们都睡着的时候吐了怎么办？

答： 我遇到的许多父母都有同样的感觉，试着放松一下，享受你的睡眠，宝宝不会有事的！大多数宝宝如果要吐就会把头侧过来，所以你不必担心。如果你的宝宝在睡觉，那你也快去睡觉吧，如果她需要喂奶或者换尿布的时候，你就会听到她的请求！

护理常识

在你出院之前，医护人员会和你一起护理宝宝，但你回到家中，第一次独立照顾宝宝，可能会感到有点不安。

脐 带

宝宝的脐带会在出生两三周内完全脱落，在脱落之前，尽量保持这个区域的清洁和干燥。把宝宝的尿布固定在脐带下方，或者把这个区域的尿布剪掉。在脐带最终脱落时，你可能会发现尿布上有少量的血，这是正常的。

这期间要避免给宝宝洗盆浴，如果伤口沾水了，一定要彻底擦干。给宝宝穿衣服时，要避免衣服与脐带摩擦。也可以用消毒棉签擦洗这个区域，一次或两次都可以，但研究表明，让宝宝脐带处伤口自然风干可能是更好的方法。

包皮环切术护理

如果你家的男宝宝做了包皮环切术，护士会教你术后怎样护理宝宝。你最需要做的事情是保持手术区域的清洁和干燥。每次换尿布时，用温水和毛巾轻轻擦拭宝宝的身体。一周到十天内避免给宝宝洗澡，直到伤口愈合。

宝宝护理小贴士

男宝宝做完包皮环切术之后，可以在尿布内侧前方涂上一些凡士林，防止摩擦。当阴茎的皮肤愈合时，会形成一层黄色的外壳，你可能会在宝宝的尿布上发现一点血——别担心，这是伤口愈合过程中的一部分。如果你观察到宝宝伤口周围正常的皮肤红肿，持续出血，有分泌物或难闻的气味，请给医生打电话并去医院就诊。

换尿布

换过几次尿布之后，你就会成为换尿布专业人士。在换尿布之前，准备好所需的用品。在宝宝大便之后，一定要从宝宝的臀部后面擦到背部，并且要把宝宝皮肤褶皱中的粪便清理干净。

当你给宝宝换尿布时，最初几个星期他将不可避免地哭泣。大多数时候，他哭是因为感到冷，或者不想被打扰。但是很快换尿布对你和宝宝来说不再是一种斗争，而是一种习惯，同时你可以在换尿布的间隙和宝宝一起玩耍。

预防尿布疹

- 第一个月需要经常给宝宝换尿布，宝宝排尿或排便后应立即更换尿布，你可能会感觉一直在换尿布！但是到了第二个月，换尿布的频率会降低。
- 仔细为宝宝擦拭粪便，确保宝宝的臀部和腿部的褶皱都清理干净。
- 使用无味的湿巾或者纯净水清洁宝宝的臀部。
- 如果宝宝的皮肤敏感，在他的臀部抹点软膏。有两种类型的软膏：一种是凡士林，可以每次在换尿布后使用。凡士林会在宝宝的臀部皮肤和粪便之间形成一道屏障。另一种含有氧化锌的软膏，通常是白色的，对于已经患皮疹的宝宝，请使用含有氧化锌的软膏涂抹患处。

问：给我的宝宝选用什么类型的湿巾来清洁皮肤呢？不同的湿巾有什么差别吗？

答：选择低刺激性和无香味的婴儿湿巾。在宝宝刚出生的几个星期里，用温水和毛巾为宝宝清洁是个好主意。

问： 我的祖母一直告诉我，应该为宝宝使用婴儿爽身粉以保持皮肤干爽。这种说法正确吗？

答： 不正确，至少宝宝出生的第一年不要使用婴儿爽身粉，如果不是长时间使用，勉强可以。老一辈使用婴儿爽身粉是因为当时的尿布吸水性一般，宝宝的臀部总是潮湿的，父母使用爽身粉帮助宝宝保持皮肤干爽。现在的尿布，无论是棉质的还是一次性的，吸水性都很强，宝宝的臀部通常会保持干爽。研究人员发现，飘浮在空气中的爽身粉颗粒实际是对宝宝有害的，可能导致宝宝呼吸困难。如果你要用爽身粉的话，等宝宝一岁以后再考虑。

洗 澡

问： 我应该多长时间给宝宝洗一次澡？

答： 不需要每天给宝宝洗澡。在前几个月里，你的宝宝不会很脏，每隔两三天洗一次澡就可以。简单用一块温热的毛巾擦拭宝宝的颈部，因为牛奶、配方奶或者唾液往往聚集在颈部附近，臀部也需要每天擦一次。宝宝的皮肤具有天然的油脂，频繁洗澡会把天然油脂带走，反而不利于宝宝的皮肤健康。

在家的第一个月里，你可以在任何时间给宝宝洗澡，早上、中午或者晚上。当宝宝两个月大的时候，洗澡可以成为宝宝睡觉前常规事项的组成部分，这样有助于宝宝从白天模式转换到夜间模式。如果宝宝的皮肤在洗澡后变得干燥，请务必为宝宝涂抹护肤品。

问： 我需要为宝宝单独购买洗发水和沐浴露吗？

答： 不用。实际上，仅需为你的宝宝购买一种温和的、低过敏性的清洁产品，就能满足清洁宝宝头发和皮肤的全部需要。

问： 我从没给宝宝洗过澡。我该怎么办呢？

答： 给宝宝洗澡的过程可能看起来很复杂，但在你做了几次之后，就会变得轻松。首先确保你手边有所需要的用品，然后在宝宝的浴盆里加入适量的温水，洗澡时保证盆中宝宝的头和耳朵始终高于水面。

在把宝宝放入浴盆之前，一定要用你的手臂内侧测试水温或者用温度计检查水温，确定温度在38～40℃。一边温柔地和宝宝说话，一边给他脱下衣服和尿布；用一只手轻轻地扶住他的颈部和头，用另一只手和下臂支撑他的臀部；先将宝宝的脚放入水中，身体的其他部位也随之放入水中。对于宝宝来说，在洗澡时哭也是正常的，你可以用平静而柔和的声音跟他说话，来安抚他的情绪。

在第一个月，没有必要使用香皂给宝宝洗脸。使用湿毛巾擦拭他的眼睛、鼻子、嘴巴和前额就可以了。每周使用香皂清洗宝宝的头发，可以用指尖轻柔地按摩他的头部，按摩宝宝的头部会促进血液循环。冲洗的时候，用一个窄口容器装满干净的温水，慢慢为宝宝冲洗头部，不要让水流到他的脸上，如果水流到宝宝脸上，用一块干布把脸擦干净。

使用一块薄毛巾或者手清洗宝宝的手指和脚趾之间的缝隙，你会惊讶地发现这些小缝隙是多么容易积攒一些脏物；然后清理宝宝的耳后、下巴、颈部、手臂、腋下、肚脐、背部、生殖器、臀部、腿。尽量按这个顺序，从头到脚洗一遍。

当你为宝宝完成清理的时候，把你的手放在宝宝的腋下，稳稳举起你的宝宝，轻轻地把他放在一条干净的毛巾上，然后为他擦干身体。

宝宝护理小贴士

当给宝宝洗澡时，先从预热浴室开始。你可以在洗澡前十分钟打开暖气或热风扇，一个温暖的环境不容易使宝宝着凉。

皮肤、指甲和牙齿护理

在宝宝出生后的几个月内，就算宝宝的指甲看起来足够长可以剪掉，也不要使用指甲刀处理。宝宝的指甲与指尖的皮肤是结合的，为了避免刮伤宝宝的皮肤或避免宝宝抓挠自己，你可以使用指甲锉轻轻地为他锉平指甲，如果长指甲不影响宝宝活动，就先不要管，另一种选择是给宝宝穿上带有手套的T恤或者直接戴手套，防止意外抓伤。

问： 我的宝宝需要使用乳液或保湿霜吗？

答： 视情况而定。几乎所有的宝宝出生后，手足和脚踝的皮肤看起来很干燥——这是出生前在羊水里浸泡九个月的正常现象。在出生后的几周时间里这层皮肤会脱落，各种保湿霜无法加速脱落的进程。当宝宝再长大一些，如果他的皮肤仍然很干燥或有皮疹，这时候使用保湿品会非常有帮助，尤其在冬季。你还可以咨询一下儿科医生。

宝宝护理小贴士

如果你正在为宝宝寻找一款保湿霜，可以考虑使用含荷荷巴油的保温霜，我喜欢含有这种成分的保湿霜，可以让宝宝皮肤一整天保持水润。

问： 我能给宝宝使用防晒霜吗？

答： 宝宝在六个月大之前，尽量避免给他使用防晒霜。宝宝的皮肤薄而娇嫩，会吸收一些化学物质。给宝宝穿上轻便的防晒服或者使用遮阳伞，保护他免受阳光的伤害。

问： 我听说我应该给宝宝刷牙和牙龈。使用牙膏安全吗？

答： 不安全，刚出生的宝宝不能使用牙膏，可以给宝宝用湿毛巾擦拭牙龈。当宝宝三个月大的时候，可以选择继续用毛巾擦拭，或者使用专门为宝宝设计的牙刷刷牙。当宝宝更大一点儿的时候，可以向儿科医生寻求建议。

接种疫苗

问： 儿科医生建议我的宝宝下个月再次检查的时候，开始接种疫苗，这些疫苗安全吗？

答： 我们从出生到长大成人，会不断受到各种疾病的侵扰，其中有一些是由非常可怕的病毒或细菌导致的疾病，这时我们就得依靠疫苗的帮助。宝宝注射疫苗之后，身体就能产生战胜病毒或细菌的抗体，抵御疾病。

在接种疫苗前，父母一定要仔细了解宝宝的身体情况是否适合接种，是否有禁忌证，否则很可能不但没有达到预防疾病的目的，还引发了其他问题。宝宝如有腹泻、高热、哮喘等疾病则不宜接种疫苗，如果宝宝咳嗽、流涕或轻度低热等，最好视情况暂缓接种。

不同的宝宝在接种疫苗后可能产生不同的反应。接种后可能会出现接种部位红肿、疼痛、淋巴结肿大、发热等症状，但不适症状很快就会消退，这都属于正常的不良反应。如果这些症状加重，且不见好转，最好尽快到医院治疗。

喂 养
·············

宝宝在出生两周后开始增长体重。大多数母乳喂养的婴儿在刚出生的几天里体重会减轻，有些婴儿体重会减轻10%。只要宝宝在两周内体重开始稳定增长，就没有问题。如果宝宝体重减轻了10%甚至更多，医生可能会向你推荐一些配方奶粉（请参阅第九章），同时密切观察宝宝的体重。另外，奶瓶喂养的宝宝体重通常不会减轻，如果体重减轻，一般在几天之内就能恢复。

如果你给宝宝使用奶瓶喂奶，建立一个灵活的时间表是比较适合的。这个年龄段的宝宝每次喂60～120毫升的配方奶，每隔3～4小时给宝宝喂奶会让他有足够的时间来消化食物。

母乳喂养

问： 寻求帮助！我已经筋疲力尽了！10天大的宝宝一直是母乳喂养。他只吃几分钟，然后就睡着了，但当我把乳房从他的嘴里移开的时候，他便醒过来并开始哭。我能做些什么让他吃奶的时候保持清醒呢？

答： 这是新手妈妈在最初几周母乳喂养时面临的一个常见困境。当你第一次给宝宝喂母乳的时候，最好让他保持完全清醒，即使他在哭泣也可以继续喂奶。在喂奶期间，不要让宝宝的嘴从乳头上移开，然后抚摸他，不让他睡着。宝宝在进食过程中暂停是正常现象，但要尽量缩短暂停的时间。如果你从一数到五，宝宝仍不继续吮吸乳汁，那就按摩他的背部，揉他的手或者挠他的脚，直到他继续吃奶。这时你也要保持喂奶姿势，偶尔按压你的乳房，这样母乳更容易进入宝宝的嘴里。

配方奶喂养

现在市场上有几种配方奶可供选择。以下对市场上的配方奶进行介绍。

- 牛奶配方：占据市场上配方奶的主要份额，大多带有铁元素强化。
- 豆奶配方：推荐给对牛奶蛋白过敏的宝宝。
- 低过敏性配方：适用于对牛奶和豆奶配方过敏的宝宝，这种奶粉更易于宝宝的胃肠消化。
- 专业配方：这种奶粉通常用于喂养早产儿或者出生时体重较轻的宝宝，因为这些配方比标准配方含有更多的热量。

问： 我可以用豆奶配方或牛奶配方奶粉喂养我的宝宝吗？我能从一种更换到另一种吗？

答： 如果宝宝无特殊健康问题，一般医生会推荐一种配方奶，通常是牛奶配方奶，不要随意更换其他种类配方奶。大多数医院都推荐使用随时可以在商店购买到的奶粉品牌。有时宝宝需要一周的时间来适应配方奶，如果宝宝不能接受这种配方奶，那么在更换低过敏性配方奶之前，请联系你的儿科医生。

问： 不同类型的配方奶之间有什么区别？

答： 有三种基本类型的配方奶可供选择：粉末型、浓缩型和即食型。与水混合的粉末型价格较低；浓缩型使用前必须用水稀释；即食型可以直接从容器中倒出来然后喂给宝宝，不需要混合或测量，但是价格更高。

宝宝护理小贴士

如果使用粉末型配方奶，你不必担心储存的问题。只需在你的出行包中放入奶瓶和热水瓶，当你准备喂宝宝时，往奶瓶里加入热水，再混合适量的粉末，摇匀即可喂食。

问： 婴幼儿配方奶粉中DHA和ARA是什么？我的宝宝需要这些吗？

答： DHA全称为二十二碳六烯酸，ARA全称为花生四烯酸，这些是多元不饱和脂肪酸，对健康有好处，有利于婴幼儿的大脑、视力和神经发育。这些脂肪在很多食物中都是天然存在的，包括鸡蛋和鱼油，在母乳中也存在，所以厂家在配方奶中添加DHA和ARA，让配方奶的营养价值更接近母乳。目前的研究尚未得出DHA和ARA实际对婴幼儿认知发育的影响程度。

问： 我有乳糖不耐症，这是否意味着我的宝宝也可能有乳糖不耐症？如果是这样，我应该给他食用豆奶配方吗？

答： 不用，你的宝宝不太可能患有乳糖不耐症。乳糖是一种糖，牛奶中都含有，大多数宝宝体内都有一种叫作乳糖酶的物质，可以分解乳糖。牛奶中的蛋白质会导致一些宝宝腹部不适，有时候转用豆奶配方奶会有所缓解。在更换配方奶之前，先与你的儿科医生沟通一下。

问： 我应该买什么样的奶瓶和奶嘴呢？

答： 市场上有很多不同类型的奶瓶，你的宝宝用任何一种奶瓶都可以。如果你选择塑料的，就要选择不含双酚A（BPA）的奶瓶，现今市场上大多数奶瓶都不含有双酚A。选择硅胶（透明）奶嘴代替乳胶（棕色）橡胶奶嘴，硅胶奶嘴使用时间更长一些，乳胶奶嘴有可能导致宝宝过敏。同时，你也要选择适合这个年龄段宝宝用的尺寸，他们需要一个流速缓慢的奶嘴，随着宝宝的成长，他们会渴望流速快的奶嘴。如果宝宝因吃奶时间太长而感到疲惫，那你应该更换一个流速稍微快的奶嘴了。

问： 我如何给宝宝拍嗝儿？

答： 用奶瓶喂养的宝宝，无论瓶中是母乳还是配方奶，都应该比直接喂母乳的宝宝更频繁地拍嗝儿，因为通过奶瓶喂宝宝会吸入更多的空气。一个很好的节奏是在最初两周，宝宝每喝进去30～60毫升奶就给他拍嗝儿。在喂奶过程中做个停顿，有助于减少宝宝吐奶，你可以采用不同的姿势给宝宝拍嗝儿，例如：

- 让宝宝在你的膝盖上坐直，用一只手支撑他的下巴和颈部，同时用另一只手轻拍他的背部。这种方法也有助于让宝宝保持清醒，让他能更好地吃奶。
- 如果你的宝宝不太喜欢拍嗝儿，也可以让他趴在你的腿上，轻轻地揉搓或者轻拍他的后背。

睡　眠

正如第九章所述，6周龄的宝宝生物钟会比较混乱，他可能更喜欢白天睡觉晚上起来玩，当你喂奶之后他很可能会马上睡着。

大多数婴儿每天会睡16小时以上。在白天，如果你是母乳喂养，最好每隔2~2.5小时把宝宝唤醒喂奶，如果你是奶瓶喂养，最好每隔3~3.5小时把宝宝唤醒喂奶。通过唤醒宝宝，给他传递白天是玩耍时间、晚上是睡眠时间的信号。尽量不要让宝宝在白天长时间睡觉，把长的睡眠时间保留下来，调整到午夜，这样有利于你和家人休息。在宝宝的白天睡眠时间段里，也同时让自己得到休息。不要把这个时间用在准备饭菜或者打扫房间上，你要做的是在床上休息，或者至少放松一下，读本书或看看杂志。

问： 我们晚上应该在宝宝的房间里使用夜灯吗？

答： 这是个人选择。在宝宝的房间里使用夜灯真的没有令人信服的理由，特别是当他不满两岁的时候，这个年龄段的宝宝通常不会做噩梦，也不会害怕黑暗，可能在一个完全黑暗的房间里宝宝会睡得更好。如果你决定使用夜灯，那就选择一个低亮度的夜灯，将其放在房间的角落。

> **宝宝护理小贴士**
> 虽然你的宝宝不需要夜灯，但是如果你需要在夜里喂奶的话，在他的房间里放一个夜灯会很有帮助。

问： 我的宝宝睡了一整夜，我还应该每三小时唤醒她并喂奶吗？

答： 这取决于你的宝宝是否正常增重。大多数儿科医生会建议你每隔三小时唤醒宝宝并喂奶一次，在24小时里需要喂奶9~12次。如果她的体重顺利增加，你不必在夜间多次唤醒她；夜间宝宝可能会自己醒来，这时可以给她喂奶。

奶瓶喂养的宝宝往往睡得时间更长。理想情况下，宝宝应该在白天吃得饱饱的，晚上可以睡3～5小时。如果宝宝体重没有增加或增加缓慢，那么在夜间至少再喂她一次。

安　抚

在家的最初几周，大多数宝宝一般不会很挑剔而且很容易被安抚。当他们哭泣的时候，往往是因为饥饿，所以哭泣通常会随着食欲得到满足而停止。如果你的宝宝吃饱了，而且尿布是干净的，他的哭声可能意味着需要一些安抚。这时，你通常抱起宝宝就会起作用——他可能会平静下来，然后马上入睡。如果宝宝需要的不仅仅是被抱起，那么尝试一些不同的安抚技巧吧。

安抚宝宝的技巧

- 满足宝宝的基本需求，包括喂奶、换尿布、拍嗝儿，不要让宝宝衣服太紧，还要保证宝宝的睡眠时长。
- 给宝宝一个安抚奶嘴。
- 侧抱宝宝，在家中四处走走，你的步伐要有点节奏感。宝宝喜欢有节奏的运动，这可以让他平静下来。
- 有节奏地轻拍宝宝的褴褓。
- 播放一些轻柔但带有节奏感的音乐。
- 用婴儿车推着你的宝宝去外面散散步。

宝宝护理小贴士

可以加入一些新手妈妈群，学习更多的安抚技巧并分享彼此的经验。你将会看到其他妈妈们在和她们的宝宝打交道时正经历相同的事情。

如果你的各种安抚尝试都没奏效，那就直接把宝宝放在一个安全的地方（比如婴儿床），让他哭上一段时间。每隔5～10分钟查看一次，确保他没事。关键是要有耐心，这个阶段会过去的，大多数宝宝在几周之后就不会再哭起来不停了。

安抚工具
安抚奶嘴

问： 我的宝宝在医院里有一个安抚奶嘴，它会影响宝宝的母乳喂养吗？

答： 应该不会，现在你们是在家中，安抚奶嘴暂时用不到，等母乳喂养的习惯养成后再使用安抚奶嘴。

有研究表明，大多数宝宝不会混淆母乳喂养和安抚奶嘴。对安抚奶嘴进行吮吸的动作与从乳房吮吸乳汁的动作是不同的，有时使用安抚奶嘴可以更好地加强吮吸效果。你的宝宝如果需要通过吮吸来得到安抚，那就给他安抚奶嘴，但如果他因此很难回归母乳喂养，那就试着在几天之内避免使用安抚奶嘴。

用不用安抚奶嘴

根据美国儿科学会的建议，在宝宝出生后的第一年里，在午间和夜间的就寝时间使用安抚奶嘴，可以起到预防婴儿猝死综合征的作用。建议对母乳喂养的宝宝推迟使用安抚奶嘴的时间，可在宝宝形成母乳喂养的习惯后，再使用安抚奶嘴。如果宝宝拒绝使用安抚奶嘴，就不应该强迫宝宝。正确使用安抚奶嘴的方法是轻轻地用奶嘴摩擦宝宝的嘴唇，等待他主动张开嘴，再把安抚奶嘴放入嘴里。有效使用安抚奶嘴的其他技巧包括以下几方面：

- 宝宝做决定。有些宝宝对安抚奶嘴不感兴趣，可以尝试用其他方式来安抚他，例如散步、唱歌、让他吮吸你的指尖。但是不要让你的乳房和奶瓶成为安抚奶嘴。
- 小心安抚奶嘴的带子。许多安抚奶嘴带有长系带，你应该选用不会缠在宝宝颈部的短系带安抚奶嘴。

宝宝护理小贴士

在你给宝宝用新的安抚奶嘴之前，用温和的清洁剂和清水将其彻底清洗，一定要定期清洗奶嘴，随着时间的推移，观察奶嘴是否开始褪色和磨损，然后根据需要进行更换。

褓　褓

　　大多数三个月以内的宝宝是可以通过被包裹在毯子或褓褓中获得安抚的，因为褓褓与在妈妈子宫里的感觉相似，有安全感和紧凑感。在你带着宝宝离开医院之前要学会一套简单有效的打褓褓技巧。如果宝宝白天过于困倦，可以把褓褓打得松一些，不要束缚宝宝的手，这样他想吃东西的时候极有可能自己就醒了；如果宝宝在傍晚或者夜间非常活跃、清醒，就把褓褓打得略紧一些，这样他就可以获得一段长时间的睡眠。需要强调的是给宝宝打上褓褓后他只能仰睡，千万不能侧睡或卧睡。当宝宝学会翻身的时候，可以换一种打褓褓的方式，不要束缚宝宝的手臂。

问：　为什么用褓褓包裹能帮助我安抚宝宝？

答：　在最初几个月里，打褓褓和使用安抚奶嘴是安抚宝宝最有效的两种方式。因为宝宝的神经系统发育还不是很完全，用薄薄的毯子给他打一个褓褓有助于营造舒适和安全的氛围。

　　当你第一次试着打褓褓时，宝宝可能并不配合，似乎不想被包裹起来，这时可以先策略性地放弃尝试，然后在宝宝小睡的时候把他包在褓褓里。

问：　我觉得褓褓是在压迫宝宝，把他这样捆扎起来是不是在剥夺他的自由？

答：　你用褓褓包住他不是在剥夺他的自由，相反，你的宝宝渴望褓褓带来的安全感和舒适感。出于安抚宝宝的目的，白天不一定要用褓褓包住他，但在晚上睡觉的时候，你可以用褓褓紧紧地包住他。有的时候"惊吓反射"会引发宝宝做无意识的抽筋动作，这会使他从睡眠中醒来。惊吓反射具有持续性，甚至在3~4个月后还会出现，而用褓褓包住宝宝可以降低这种反射出现的频率，并让你和你的宝宝在晚上都能获得安稳的睡眠。

发　育

为了使你的宝宝更好地成长，了解他在出生时和在家第一个月期间的发育水平很有必要。

问： 我的宝宝在第一个月里能看到什么？

答： 刚出生的宝宝能看到距离他20～40厘米远的物体。这时候宝宝只能专注地看一个物体，所以你要处于宝宝的正前方，这样他能看到你并熟悉你。宝宝也能看到有强烈对比的颜色，出生几周之后他会变得对黑白图像特别感兴趣。

> **宝宝护理小贴士**
> 如果宝宝是早产儿或是存在一些喂养问题，那么，应该让儿科医生多给你一些关于宝宝的成长、发育和喂养方面的建议。

问： 我的宝宝能听到什么？

答： 宝宝的听觉在子宫里就开始发育了。出生时，宝宝能够听到声音并且可能会对他熟悉的声音有反应。

婴儿能通过听别人的交谈学习语言，所以在他醒着和玩耍的时候多跟他说话是很重要的。音乐作为另一种语言也能够让宝宝平静下来，每天放音乐给宝宝听能起到安抚的作用。

问： 我做什么能刺激宝宝的触觉发育？

答： 宝宝喜欢感受洗澡时的流水、被按摩的感觉和经常与父母亲密接触的感觉。当他长大一些，你可以让他触摸不同物体来感受周边的环境。

问： 我的宝宝真的熟悉我的味道吗？

答： 从你的宝宝出生那一刻起，他就具有一定程度的味觉和嗅觉。研究人员发现婴儿具有辨别自己母亲气味的能力。

第一个月的体验

在进行宝宝出生后第一个月的身体检查时，社区医生会测量宝宝的体重、体长和头围，询问你宝宝的睡眠情况和饮食模式，并解答你关心的问题。第一个月结束时，你的宝宝应该能够：

- 平躺时每次抬头能够坚持几秒；
- 眼睛能随着物体移动；
- 对声音能做出相应的反应；
- 能盯住人的脸部和颜色对比强烈的物体；
- 握力增加。

当妈妈的第一个月

在住院期间，你有短暂的休息时间，因为护士可以随时帮忙。当你出院回家后，仍然需要休息来恢复体力。在家中的第一个星期，你可能经常会感到困倦，记得在宝宝睡觉的时候你也要睡觉。睡眠对你的恢复至关重要，并有助于你保持幸福感。同时还要均衡饮食，多补充水分。

从体形上看，你出院回家时可能仍然像有七个月的身孕，体重和待产阶段的体重是一样的。对自己宽容一点，花几周时间好好恢复自己的身体，让身体逐渐适应新的生活。

问： 我的臀部非常疼痛，从椅子上站起来或四处走走都有痛痒感，这是正常的吗？

答： 是的，这是常见现象。产后疼痛是正常的，尤其是做过外阴切开术或有痔疮的女性，更容易产生这种疼痛。你可以做做凯格尔操，通过促进血液循环来加速会阴愈合。

在家的最初几天，你可以通过早晚坐浴来缓解疼痛，也可以在臀部进行冷敷来减轻肿胀。医院开的外用药膏在短时间内会有一定效果，如厕后用医院提供的喷瓶进行清洗，而不是擦拭。服用医院开的止痛药有助于你安稳度过最初的几天，直到疼痛逐渐消失。

如果你患有痔疮，为了加速康复，最好的休息姿势是斜靠在一个环形枕头上；不要久坐久站，不要压迫臀部。如果你的痔疮恢复得不是很好，你可以使用一些外用药膏。在饮食中要添加足量的纤维素，多吃新鲜水果和蔬菜，每天至少喝八杯水（大约1.5升）。

做点运动也很重要，例如到户外散散步，有助于你改善血液循环并促进伤口愈合，但一定要适度，一天运动一次比较适宜。

问： 刚回家的最初几天可以洗澡吗？

答： 向医生询问什么时候洗澡比较适宜，如果你是剖宫产，最初几周你应该避免洗澡，以防止出现感染，伤口愈合也需要时间。如果是顺产，洗个热水澡可以让你缓解阴道撕裂、外阴切开术或痔疮带来的不适感，给自己一个短暂的放松时间。

剖宫产后回家

如果你进行了剖宫产，你可能仍需服用止痛药并会感到很疲倦，应该多躺在床上休息，尽量避免提重物。当你处于恢复期，需要喂奶时可以让其他人帮你抱着宝宝。

问： 我感觉很疲倦，已经精疲力尽，育儿的过程比我预想的要难得多。我会一直是这种感觉吗？

答： 宝宝刚出生的几周里正是你感到疲惫、不知所措的时期。你现在处于产后恢复期，这个过程可能需要2~6周，甚至更长时间。不要给自己施加压力，慢慢来。在最初的几周里，你的重要任务也是睡觉和休息，并接受别人对你的帮助。

问： 我发现自己变得容易落泪甚至哭泣，我感到不知所措，这样正常吗?

答： "产后忧郁"对80%初为人母的女性会造成不同程度的影响。在最初几周内这种症状随时会爆发，有些女性感到非常想哭，或是表现为一边哭一边笑，因为目前你的身体正处于分娩后的应激状态，同时又受到激素水平下降的影响，感到忧郁是完全正常的。你睡得越多，恢复得越快。因为疲惫时你会感到心情不好，这种感觉会持续两周左右，如果两周之后忧郁症状仍存在，你应该向医生寻求帮助。产后忧郁与产后抑郁症是不同的，最新的研究表明，产后抑郁症会影响20%的女性。如果你有以下2个或2个以上的症状，请尽快向医生寻求帮助，积极主动应对产后抑郁症，进行专业治疗通常非常有效。

产后抑郁症的信号

产后抑郁症让初为人母的女性感到无助，产后你和你的爱人一定要留意以下这些信号：

- 产后忧郁症状似乎没有消失。
- 对宝宝失去兴趣。我指的并不是因为你太疲倦而不能在半夜给宝宝喂奶，或是你希望让你的爱人下班回家后照顾宝宝，再或是觉得自己需要休息一下。这个"失去兴趣"指的是：不管怎么努力，你对照顾宝宝完全丧失兴趣，并且宁愿去别的地方也不想回到宝宝身边。
- 无法入睡。
- 对宝宝有暴力倾向。

关于产后忧郁和产后抑郁症（简称PPD）之间的区别，我曾收到过很多父母的咨询。一位新手爸爸打来电话说他的妻子有产后抑郁症家族史并在产后出现一些征兆，我去他们家出诊，就有关产后抑郁症的问题进行说明，我发现这位新手妈妈看起来很疲惫，显然需要休息。她说感觉自己一整天都在给宝宝喂奶，根本没有时间做其他事情。我用了一个下午教这位新手妈妈做了一个时间表，让她有时间能小睡、洗澡、吃东西和看电视。几天后这位妈妈打电话说她正准备休息，而且比以前有更多自己的时间了，这个时间表真的有效果，实际上她还有时间做随剪随贴的手工作品。这个妈妈感到忧郁，但并不一定是患有产后抑郁症。她只需要判断一下自己是什么感受，再找到解决办法就可以。但是，如果你感觉自己有产后抑郁症症状并且已经持续一段时间，最好还是去医院，让医生为你诊断一下。

问： 我爱人想要帮我照顾宝宝，但是我想一个人做所有事。我的想法是不是不正常？

答： 别担心，你没有任何问题。产后激素失调使你很难相信任何人为宝宝做的任何事，你想要为宝宝做所有事并想牢牢地掌控时间安排是正常的。但宝宝的爸爸和宝宝建立亲情联系是很重要的，对你也非常有帮助。你的爱人也会帮着宝宝换尿布、递奶瓶、洗澡和哄睡。如果他和你照顾宝宝的方式不一样也没问题，稍微变化一下规律和做法是可以的，你的整个家庭也会通过分享这些经验变得更有凝聚力。

> **宝宝护理小贴士**
> 宝宝的爸爸在日常活动中扮演的角色很大程度上取决于你的态度。对他来说育儿也是一个新的领域，需要你的积极鼓励。告诉他，他所做的非常重要，要对他所采用的、与宝宝亲情联系的方式和对宝宝的关爱表示支持和赞许。

问： 我的丈夫请了一周假，马上要开始上班了。现在只有我和宝宝在一起，为什么我感觉非常害怕呢？

答： 现在正是其他家庭成员或朋友们来探访你的好时机。你感到不知所措和害怕是正常的，同时你是宝宝的妈妈，要相信自己可以照顾好宝宝。看看我在本章的末尾推荐的日常安排，让你了解如何安排自己的一天。日程进度表让你能以最有效的方式对自己和宝宝的时间进行合理管理，可以帮助你更好地照顾自己和宝宝。通过医院或在线查看附近的育儿社群，参加社群可以让你遇到和你持同样想法、可以相互交流的其他新手妈妈。

妈妈在第一个月里做的事情

▶ 妈妈该做的事：

- 每天开窗通风，呼吸新鲜空气；
- 接受家人和朋友的帮助；
- 每天食用健康食品；
- 无论白天还是夜晚，尽可能多地睡觉。

▶ 妈妈不该做的事：

- 去超市购物或是外出办事；
- 收拾房间或做正餐；
- 提拉或搬运重物；
- 做家务或洗衣服；
- 工作。

宝宝护理小贴士

与怀孕之前相比，现在出门你是不是感觉更困难？如果你和你的宝宝要去某个地方，在你离开家之前需要花费20分钟准备一下，需要带齐全部备品，临走时最后一件事是给宝宝换尿布。

离开家时必备的物品：

- 适合天气的毯子；
- 适合天气的帽子；
- 安抚奶嘴；
- 至少四片尿布；
- 独立包装的湿巾；
- 至少两件连体衣；
- 至少两件睡袋；
- 至少两条口水巾；
- 如果用奶瓶喂奶，外出的时候带奶瓶和满足外出时间需要的配方奶粉，如果你的目的地不能提供干净的热水，还需要带足与配方奶粉混合的热水；
- 根据你的目的地选择折叠婴儿车或婴儿背带。

问： 在家几天后我感觉自己变得有些焦躁，带宝宝外出或是去公共场所可以吗？

答： 可以，新鲜的空气对你和宝宝都有好处，可以用折叠式婴儿车或安全背带带着宝宝一起散步。大多数儿科医生建议等到宝宝已接种过一组疫苗（2~6周）后，再带他去公共场所。

到户外散步对你的精神和身体都有好处，这种轻松的活动能促进血液循环。但如果你是剖宫产，应该至少在家里待上10天以上，然后再外出。

爸爸与宝宝的关系

宝宝的爸爸对新家庭成员的到来和你一样有些不知所措。在婴儿护理方面他也需要学习，有时妈妈和宝宝的极度亲密会让爸爸感到孤独甚至嫉妒。

有报道说宝爸在最开始的几周会感觉很失落。因为妈妈是宝宝的首要哺育者，而作为另一半的爸爸似乎很少参与到与宝宝建立亲密关系的互动中。实际上，这段日子里宝宝爸爸有很多种方式可以与宝宝建立亲密关系：给宝宝换尿布，给宝宝按摩，抱着宝宝进行身体接触。如果是奶瓶喂养的宝宝，宝爸也可以帮忙喂奶并共享亲密时光，这对双方都非常有益。

宝爸在最初的几个星期里应该让宝妈得到所需要的帮助，例如买东西，取药，送衣物到洗衣店，夜间喂养时提供辅助。如果宝爸能在最初几周不用去工作，多花一些时间照顾家里，能够减轻宝妈的负担，会让家庭更加和睦。

与宝宝建立亲密关系是一个过程，需要父母与宝宝有更多的互动。虽然婴儿还不能对你报以微笑，但其实已经熟悉父母的声音；虽然他们还不能回应视觉信号，但已经能认出父母。与宝宝共度的每一段时光都有助于加快与宝宝建立亲密关系。

问：作为爸爸，想到我的宝宝待在家里，但我要回去工作心里感觉怪怪的。我做些什么能有助于自己与宝宝更亲密呢？

答：很多爸爸与宝宝只是短暂地建立了亲情联系，又不得不回到工作岗位，为此感到无助。实际上有很多方法（当然取决于你的工作性质）可以让你和宝宝保持亲密联系。每天给家里打几个电话询问妈妈和宝宝在做什么，发个短信或邮件让你的家人知道你在想念他们。当你回到家，首先陪宝宝待上一会儿，让妈妈有时间做一些自己的事。做你力所能及的事会让你感觉到家庭关系更加融洽。

问：如果我的宝宝除了睡觉就是吃母乳，我怎么和她建立亲情联系？

答：为宝宝读书是建立亲情联系最好的办法之一，而且时间比较随意，你要紧紧地抱着她，给她读一些幼儿读物或诗词，宝宝喜欢有节奏的声音。

你还可以用背带把宝宝"穿"在身上。她会慢慢习惯你的心跳声、气味和你运动的节奏，并感到很舒适。

最后，给宝宝换尿布，给她穿衣服、洗澡，所有这些看起来微不足道的小事都会增强你和宝宝之间的亲密感。

日常安排

有婴儿的家庭生活，应该就各项日常安排列出一张清单，在本章中，我把一些日常安排的范例纳入日程表，新手爸妈可以尝试着按清单去做，通过努力会使你们最初四周的生活变得井井有条。根据喂养宝宝（母乳或奶瓶）的方式，每个宝宝的日常安排会略有不同，你无须完全遵循这些计划，如果你的宝宝出现意外情况，你可以根据需要做大幅度的调整。一个灵活的时间表可以帮助你更快地适应新生活，也有助于你建立一个相互支撑的家庭结构，让每个人得到休息并尽快恢复体力（见表4-1，表4-2）。

第一个月的关键在于养成宝宝规律的作息：睡觉、玩耍、换尿布和喂奶，如果可能的话就按照这个顺序。请记住，现实中你的宝宝可能睡得更多，这个阶段宝宝每天只有10%的时间是醒着的也很正常。在白天他醒着的时候，你可以和他玩耍。

表4-1　产后1~4周的日常安排1

（根据母乳喂养的宝宝24小时内需要吃9~12次母乳制订）

时间	任务	建议
早晨5:00	换尿布 / 喂母乳	哺乳前给宝宝换尿布，这样他就会完全清醒并开始吃奶，哺乳后轻轻拍嗝儿。
早晨5:40	睡觉	用襁褓包裹宝宝并把他放在床上睡觉，最好你也能再睡一觉。
早晨7:30	换尿布 / 玩耍	宝宝醒了之后，不要着急给他喂奶，你可以边换尿布边和他说话。
上午8:00	喂母乳	为自己倒好一大杯水，可以舒服地躺在床上或沙发上给宝宝喂母乳，然后拍嗝儿。
上午8:40	睡觉	用襁褓包裹你的宝宝并让他睡觉。
上午9:00	吃早餐	抓紧利用宝宝睡觉的时间吃早餐，早餐中应含有丰富的蛋白质，因为蛋白质可以供给身体能量。
上午9:15	淋浴	早点洗澡会感到身体很清爽。如果宝宝碰巧醒来，就把婴儿摇椅放在浴室外并保证宝宝安全。
上午10:00	洗澡 / 玩耍	抱着宝宝并给他唱歌，也可以给他洗个澡然后穿好衣服，和他一起躺在地板上说话，趴着玩会儿。
上午10:30	喂母乳 / 玩耍	为自己倒一杯水，坐在沙发或摇椅上给宝宝哺乳。宝宝喝奶后，给他拍嗝儿，然后抱着他并给他读书。

时间	任务	建议
中午11:30	换尿布 / 睡觉	在换尿布的时候，和宝宝玩并给他唱歌。然后，用襁褓包裹他，轻轻地摇晃，把他放回去睡觉。
中午11:45	吃午餐	吃一些有营养且有益于母乳喂养的食物，其中应该包括蛋白质、蔬菜和新鲜水果。
中午12:00	休息时间	如果感到累了，你可以利用这段时间小睡一会儿。如果感觉良好，你可以为晚餐做一些简单的准备，比如切好需要的蔬菜。
下午1:00	换尿布 / 喂母乳	换尿布并给他唱歌，同时为自己多补充一些水分。
下午3:30	换尿布 / 喂母乳	给宝宝换尿布并和他讲讲你在做什么。你可以吃点东西，喝点水，然后坐在沙发上给宝宝哺乳。
下午4:15	睡觉	用襁褓包裹宝宝并把他放回去睡觉。这是最适合接待客人的时间，因为现在来的客人可以帮你带晚餐或者是在杂货店帮你买需要的东西。
下午5:30	玩耍	如果这个时间爸爸在家，可以让爸爸和宝宝玩一会儿，你可以开始准备晚餐。
晚上6:30	换尿布 / 喂母乳	让爸爸给宝宝换尿布并和宝宝说说话，然后你可以坐下来喂母乳。
晚上7:00	睡觉	用襁褓包裹住宝宝并把他放回去睡觉。
晚上7:15	晚餐	吃一顿营养均衡的晚餐。
晚上8:00	休息时间	这个时间你可以小睡一会儿，如果睡不着，你可以抓紧时间做一些自己想做的事情。

时间	任务	建议
晚上 9:00	换尿布／喂母乳	在换尿布的时候，轻轻地和宝宝说话。然后把他抱到床上或沙发上并喂母乳。
晚上9:40	睡觉	给宝宝讲故事并轻轻地摇晃他，用襁褓包裹宝宝并把他放回去睡觉。
夜里12:00	换尿布／喂母乳	睡觉之前最后一次喂宝宝。如果宝宝在夜间醒来，试着用手指或安抚奶嘴来安抚他。
早晨3:00	换尿布／喂母乳	把宝宝抱到床上喂母乳，给他拍嗝儿，换尿布（如果需要），用襁褓包裹并放回婴儿床上。在下次喂母乳之前，你可以继续休息一会儿，然后你就要开启新的一天了。

表4-2　产后1～4周的日常安排2

（根据配方奶粉喂养的宝宝24小时内需要吃奶9～12次制订）

时间	任务	建议
早晨6:00	换尿布／喂配方奶	喂奶前给宝宝换尿布，这样他就会完全清醒并开始喂配方奶，喂奶后轻轻拍嗝儿。
早晨6:30	睡觉	用襁褓包裹宝宝并把他放在床上睡觉。
早晨7:30	吃早餐	在宝宝睡觉的时候，你开始吃早饭，最好是吃一些蛋白质丰富的食物，比如鸡蛋或者是酸奶、全麦吐司和一些水果。准备好宝宝的配方奶。
上午8:30	换尿布／玩耍	当宝宝醒了，不要着急喂奶，给他一些时间让他完全清醒并感到饥饿（15分钟左右）。给他唱歌或读书，并让他趴着玩会儿。
上午9:00	喂配方奶	找个舒服的姿势坐在沙发上，喝点水，然后给宝宝喂配方奶，轻轻地拍嗝儿。

时间	任务	建议
上午10:00	睡觉	用襁褓包裹宝宝并把他放回床上睡觉。
上午10:15	淋浴／吃零食	自己洗个澡并吃一些营养丰富的零食会让你感到舒服，你可能还想小憩一会儿。
中午11:30	洗澡／玩耍	抱着宝宝并给他唱歌，给他洗个澡并穿好衣服。让他趴着玩会儿。
中午12:00	喂配方奶	让宝宝坐在婴儿摇椅上，你冲泡配方奶，然后坐在床上喂宝宝。喂完配方奶后，记得拍嗝儿。
下午1:00	换尿布／睡觉	给宝宝换尿布并轻柔地唱歌或说话，用襁褓包裹宝宝并把他放回去睡觉。这时，宝宝可能会发出咕咕声并制造噪声，但是没关系，他需要一些时间安抚自己。如果他自己无法入睡，就抱起宝宝并用襁褓包紧他，轻轻地摇晃宝宝。
下午1:30	午餐／休息时间	吃一顿健康的午餐并完成一些待办事项。
下午2:45	换尿布／玩耍	换尿布的时候，你可以和宝宝说话并给他唱歌。然后，放点儿音乐，抱着宝宝四处走走或者是跟着音乐跳舞，再让他趴着玩会儿。
下午3:00	喂配方奶	冲一瓶配方奶并喂宝宝，然后拍嗝儿。
下午4:30	换尿布／睡觉	在换尿布的时候，轻轻地和宝宝说话，然后用襁褓包裹宝宝并把他放回去睡觉。这是最适合接待客人的时间，因为现在来的人可以帮你带晚餐或者是在杂货店帮你买需要的东西。
下午5:30	晚餐	如果你的爱人在家，让他帮你准备一顿便餐。在这个时间，有的宝宝是非常清醒的，如果宝宝醒了，让他坐在婴儿摇椅上，还可以用背带背着宝宝四处走走。

时间	任务	建议
晚上6:00	喂配方奶	这时你可以让爸爸喂宝宝，他会享受这个亲密时刻，你也可以休息一会儿。
晚上7:30	睡觉	给宝宝读故事并轻轻地摇晃他，用襁褓包裹好并把他放回去睡觉。
晚上9:00	换尿布 / 喂配方奶 / 睡觉	在爸爸换尿布的时候，你可以冲配方奶，然后爸爸再喂宝宝一次并拍嗝儿。重新用襁褓包裹宝宝并放回去睡觉。
晚上9:30	休息时间	这个时间最适合睡觉，但是如果睡不着，你们可以一起放松一下或者是洗洗衣服。
夜里12:00	换尿布 / 喂配方奶	安静地给宝宝换尿布，喂他配方奶并拍嗝儿。如果他在凌晨醒了，可以使用安抚奶嘴，用襁褓包裹并轻轻地摇晃他。
早晨4:30	换尿布 / 喂配方奶	安静地给宝宝换尿布，喂他配方奶并拍嗝儿。重新用襁褓包裹他并放回去睡觉。

微信扫码
- 产前产后护理指南
- 婴儿护理手册
- 科学育儿早教课

·11·

宝宝出生第二个月：
渐入佳境

如果你是新手父母，那么在宝宝刚出生的第一个月里，你可能只顾得上学习最基础的育儿技巧。你会逐渐习惯换掉宝宝脏兮兮的尿布，也会逐渐学会在他们抗议的哭叫声中给他们洗澡。如果你是二胎或三胎父母，那么在小宝宝刚出生的第一个月里，你可能会一直忙着教育他的哥哥姐姐习惯家里多了一位新成员，并且接受新成员给他们生活带来的改变。当你的宝宝接近两个月大的时候，一切会开始稳定下来，未来的生活开始变得可以预见，你在安抚宝宝的时候也会更加得心应手。

当一切开始走上正轨的时候，特别是当你的爱人回归工作的时候，第一个月的兴奋感就会消失，这很正常。每天从早到晚照顾宝宝会使你筋疲力尽，你常常会感到生活发生了翻天覆地的变化，而你的爱人则回到他的正常生活中去了。好在这个阶段你还会遇到新的值得兴奋的事情，比如，宝宝开始回应你了，他会开始对你笑，看到你的时候表情就会开心起来。这时，你就会发自内心地感受到和宝宝在一起是全世界最美好的事情之一。

进 食

....

宝宝接近两个月大的时候，饮食习惯也会改变。宝宝出生的第一个月里，你通常会担心他能不能吃饱，他每次哭都忍不住要去喂奶；到了两个月的时候，你开始能够判断出来他什么时候会饿，你会发现，宝宝哭并不一定是因为饿。此时，是你制订一个哺乳时间表并遵照执行的绝佳时机。

在第二个月中，你每天需要哺乳7~10次，比第一个月少一些。这时宝宝每次吃奶的量很难准确预测，如果宝宝仅过了一两小时就又想吃奶，你也不必感到惊讶。你会发现，宝宝在等待喂奶的时候会变得更有耐心，他醒来后，通常会先玩个十几分钟再喝奶。

如果你给宝宝喝配方奶粉的话，最好每隔3小时喂一次。每个宝宝的情况不同，每天的进食量也不是固定的。根据我的经验，一般两个月大的宝宝，每三四小时的进食量为85~142克奶粉。一个6周大，4.5千克重的婴儿，每天需要710克左右的配方奶粉。有些宝宝可能吃得多，有些可能吃得少，体重稳定增长才是关键。每次你带宝宝去医院检查，医生都会检测他的体重。

问：我什么时候可以开始使用吸奶器？

答：一般来讲，在开始吸奶之前，你需要对宝宝进行几次纯母乳喂养。你的身体需要分泌适量的乳汁来喂养宝宝，使用吸奶器的话，可能会因为乳汁过量而引起乳腺炎。宝宝出生后的两三周时间内，你就会了解自己分泌多少乳汁比较合适，这时，你就可以逐渐开始吸奶、储奶了。

有些情况下你要提早开始吸奶。例如，你的宝宝不太会自行吃奶，或者如果你是早产的话，宝宝将比你晚出院，这种情况你最好采取吸奶的方式，以促进乳汁的分泌，你吸出的乳汁就可以用来喂宝宝了。如果吸奶过于频繁可能导致乳汁过量，要调整过来，还需要付出很多时间和精力。

有些妈妈更偏好手动吸奶，这样的话，你需要向哺乳顾问或者有经验的保健医生学习吸奶手法。如果你使用电动吸奶器的话，可以查阅相关资料或者向有经验的朋友请教使用方法，并与哺乳顾问商量。

宝宝护理小贴士

如果你把吸出的乳汁储存起来的，几小时后，乳汁里的脂肪可能会分离出来（刚吸出的乳汁是不会脂肪分离的），这是正常现象。当你需要给宝宝喂储存的乳汁时，先把装有乳汁的瓶子或袋子放在热水里加热一下，不要用力摇晃，而是要轻轻搅拌，这样才能保护乳汁里的营养成分。

问： 我从几天前开始吸奶和储奶，冰箱里也已经存了几瓶奶以备不时之需。该怎么教两个月大的宝宝用奶瓶喝奶比较合适呢？

答： 你已经开始储奶了，这很好。你的宝宝已经两个月大了，你也该有一些自己的时间了。无论你外出去买点东西还是去理发店，只要你知道宝宝饿的时候有奶喝，心情就会比较放松。

如果你想让宝宝用奶瓶喝事先储存的乳汁，最好在他3~6周大，差不多习惯母乳喂养的时候开始教他。大多数婴儿即使学会了偶尔用奶瓶喝奶，同时母乳喂养也是没有问题的。

不过，有些宝宝学会用奶瓶喝奶很困难，甚至拒绝用奶瓶，令妈妈十分沮丧。这时你要保持冷静，宝宝会感受到你的沮丧情绪，他也会沮丧，会持续拒绝使用奶瓶。你可能会发现，让你的爱人、亲戚或朋友来帮你用奶瓶喂奶反而更简单，宝宝饿的时候，如果除了奶瓶里的乳汁之外没有其他可充饥的东西，他就会用奶瓶喝奶的。

宝宝护理小贴士

如果你抱着宝宝的时候他拒绝用奶瓶喝奶的话，就把他放在婴儿专用摇椅上喂奶。不要把奶嘴直接伸到宝宝嘴里，这样的话，他很可能会用舌头把奶嘴顶出来；把奶嘴送到宝宝唇边，让他习惯一会儿奶嘴的触感，然后引导他自行含住奶嘴。如果你的宝宝平常会使用安抚奶嘴的话，你也可以试着先用它做引导，然后快速、平稳地切换到奶瓶的奶嘴。

问： 我正在给宝宝进行纯母乳喂养，但他每天要吐奶好几次。这是为什么，他会不会没吃饱？

答： 吐奶是一种普遍现象，原因在于婴儿的消化系统还没有发育完全。无论是纯母乳还是奶瓶喂养的宝宝都会吐奶。如果是纯母乳的话，宝宝吐奶可能是因为喝得太多太快了，特别是在你的乳汁比较充足的时候；如果你使用奶瓶喂奶的话，宝宝吸得太猛也会导致吐奶。

你可以尝试让宝宝保持直立姿势吃奶，让喂奶的速度保持稳定，这样他就不会因为吃得太急而吐奶。宝宝吃到一半时，暂停喂奶并拍拍他，拍嗝儿有助于防止吐奶。喂完后，让宝宝保持直立15分钟左右，让他充分消化。有些宝宝只是吐奶而已，并没有表现出不舒服；而有些宝宝则是因为不舒服才会吐奶。

宝宝护理小贴士

有时你感觉宝宝似乎把所有吃下的奶都吐出来了，但是，事实上他吐的只是一小部分而已，其中混合了胃里的黏液和口腔中的唾液才显得量很大。2~4个月大的婴儿尤其容易吐奶，之后会逐渐减轻，通常要到12个月大的时候吐奶才会完全消失。

问： 我的宝宝一到晚上就会焦躁不安，还会胀气，是不是因为他对配方奶粉过敏？

答： 这么大的宝宝胀气难受很正常，但并不一定是肠胃不好或者是配方奶粉有问题。如果你的宝宝在白天的时候没什么问题，只有晚上不舒服的话，正好说明配方奶粉是没有问题的。无论是母乳喂养还是喝配方奶粉的宝宝，在差不多三周大的时候都可能会出现烦躁的表现，并一直持续几个月。这种症状通常会在宝宝六个月大的时候达到顶峰，之后会逐渐好转，但也是因人而异的。有的宝宝会在每天的特定时段（通常为傍晚）开始烦躁，你可以使用安抚技巧安慰你的宝宝。如果你依然觉得宝宝不安分是因为配方奶粉有问题，可以去医院做个检查。

问： 我一直在给我的宝宝纯母乳喂养，但最近他时常焦躁易怒，今天早上我给他换尿布的时候还看到他的粪便里面有血。这是为什么呢？

答： 你的宝宝可能是对你日常饮食中的某种物质过敏。部分婴儿对牛奶制品过敏，有的对大豆、小麦、玉米、鸡蛋或花生等过敏。当你的宝宝对你乳汁中的某些物质过敏时，可能会出现以下症状：大便带血、荨麻疹、湿疹、烦躁、易怒。如果你觉得宝宝对某种特定食物过敏的话，停止食用这种食物两三个星期，然后观察宝宝症状是否好转。虽然两周看起来很长，但牛奶蛋白会在你的乳汁中留存一两周，还需要再经过一两周才能从宝宝体内代谢掉。通常在你开始停用过敏食物的第5天以后，宝宝的症状就会逐渐好转了。

问： 我乳糖不耐受，在我食用乳制品之后再喂宝宝，宝宝似乎也有不良反应。那么我的宝宝也会有乳糖不耐受吗，我是不是不能再食用乳制品了？

答： 你的宝宝可能对乳制品比较敏感，但并不代表他一定也是乳糖不耐受。如果宝宝对你饮食中的乳制品敏感的话，他也可能是对牛奶中的乳蛋白敏感，即使你食用不含乳糖的食品，也可能不会改善这种情况。如果你觉得宝宝对乳制品敏感，那你就应该戒掉所有乳制品。如果你给宝宝喂配方奶粉的话，医生可能会建议你改成含豆奶或者低过敏性的水解配方奶粉。

你的宝宝也有可能不是对乳制品敏感，而是对你摄入食物中的其他物质敏感。检查一下你平时吃的东西和宝宝的反应，以确定你该禁食哪些食物。

宝宝护理小贴士

当宝宝对乳蛋白敏感而你需要戒掉乳制品的时候，你不仅仅要戒掉牛奶，也包含以下这些常见食物：人造黄油、黄油、脱脂牛奶、酪蛋白、乳酪、巧克力、白软干酪、奶油、牛奶蛋羹、羊奶、羊奶酪、俄式酸奶、牛轧糖、布丁等。

问： 我的宝宝是纯母乳喂养，但他每天都会腹泻几次，这种情况正常吗？还是我的乳汁有问题，我需要继续观察他的排便情况吗？

答： 你一定把宝宝喂得很好，不然他也不会排泄得这么顺畅！由于宝宝的消化系统尚未发育完全，所以频繁腹泻也是正常现象，至少会持续几个星期。之后，正常情况下，宝宝会每天排便1~2次，你无须持续观察他的排便情况。

问： 我的宝宝已经几天都没排便了，他看起来没有不开心或者不舒服，但他之前每天都需要换几次尿布，他是不是便秘了？

答： 只要宝宝的大便是软的，而不是硬的或者球状的，那么就不是便秘。他只是消化系统逐渐发育完全了，因此排便次数也少了，每天可能只排一两次。如果宝宝最近几天都没有排便的话，建议尽快去看医生。

睡　眠

你的宝宝两个月大了，意味着你的睡眠时间更加自由了。一般婴儿两个月大的时候是最适合调整睡眠时间的阶段。

如果你感到睡眠不足，调整宝宝的睡眠时间对你很有好处。我曾经接触过一位新手妈妈，她当时说，因为八周大的宝宝必须要睡在她身上，因此她没法休息，只要她把宝宝放下来，15分钟左右宝宝就会醒。我为了解决这个问题，和这位妈妈共同生活了几天，发现要解决这个问题需要她的家人帮帮忙，并给他们提了一些建议。过了三天，这位新手妈妈就来分享好消息了：他们全家人都可以好好睡觉了！之后两周，虽然出现了一点波折，但是全家人的整体睡眠质量都得到了很大的提升，家庭氛围也变好了。

睡眠规律

宝宝的睡眠是否有规律取决于你的睡眠习惯。如果你愿意为宝宝建立一个睡眠计划，那么在宝宝出生后第二个月，你就需要拿出一些时间和耐心来计划并实施。当你把宝宝放在床上，离开房间的时候，他可能会有点烦躁，但最终还是能学会自己睡觉——在初期就养成这种睡眠习惯是很有益的。

宝宝每天需要睡15～16小时。很多宝宝夜间不爱睡觉，所以你最开始可以把目标定为晚上连续睡5小时。把睡觉时间规定在晚上8～11点，在这个时间段里宝宝可能会醒来吃奶。如果你想让宝宝睡眠更规律，那就观察他白天小憩的频率，然后调整宝宝的睡眠时间。

问： 我晚上八点哄宝宝睡觉，他马上开始闹，我抱起他的时候他才肯安静。五分钟之内我把他哄睡着了，放到婴儿床上后他又开始闹。我是哪里做错了吗？

答： 让我们分析一下。从你哄宝宝就会睡着这一点可以看出：你的宝宝已经很疲惫了，该睡觉了。你的宝宝会闹，其实他是想说："妈妈，我正在试着自己睡觉，但之前我从来没这样做过，我正在努力去做。"你可以放任他闹一会儿，然后再回到房间安抚他，但不要把他从婴儿床上抱起来。你可以轻轻揉他的肚子，让他吸安抚奶嘴，告诉他现在他该睡觉了。当他安静下来后，你在房间再等五分钟，如果宝宝不哭闹，你就可以离开去做自己的事了；如果他继续哭，你就重复之前的安抚步骤。记住不要把他抱起来，要让他学着去自己睡觉。宝宝白天小憩的时候你也这样做，一星期后，你会发现宝宝在自己睡觉这方面有了很大的进步。这个过程可能会需要你花费一些心思，但是结果是很好的，你也会有更多的休息时间。

问： 我的宝宝晚上吃完奶就会睡上3～5小时，但是到了半夜，他就会时不时地醒来，让我十分疲惫。他为什么不睡觉呢？

答： 你的宝宝一旦学会自己入睡，就会很快睡着。不要让宝宝吃完东西后马上睡觉，而是当他真的很困的时候再让他睡个好觉。从你的描述来看，宝宝似乎是刚刚吃饱就去睡了，如果形成规律，他在夜里就一定会醒来。你要为他设定一个睡眠时间，在睡眠时间之前给他喂奶，然后给他读一会儿睡前故事，为他留一些消化食物的时间。

安 抚

前文提到，无论是母乳喂养还是用奶瓶喂养，宝宝表现得很烦躁，这都是正常现象。这种烦躁可能会持续几周，在第六周达到顶峰。之后，宝宝烦躁的现象就会减轻；到了三个月大的时候，烦躁会大大减轻甚至消失。

疝 气

20%~25%的宝宝在9～12个月大的时候都会出现疝气症状，通常表现为长时间的无理由哭闹。多年来，很多儿科专家都在对疝气进行研究，但是引发婴儿持续哭闹的确切原因仍然未能找出。专家通常把疝气归因于消化或神经系统发育不完全或过敏等。此外，医学界还存在很多不同的理论，并且仍未能达成一致。请你继续阅读后文，了解宝宝为什么会患疝气，以及你该做些什么来缓解这一症状。

问： 我的宝宝已经六周大了，晚上突然开始哭，一哭就是几小时。详细检查她的情况后发现她并没有饿，尿布也不需要换，一切都很正常，就是一直在哭。我该怎么判断她是否患了疝气呢？

答： 儿科医生判断疝气一般会遵循以下几点：如果宝宝不到三个月大，每星期哭三次，每次哭闹三小时以上，则表明其患有疝气。带宝宝去看儿科医生，检查是否有其他健康问题导致她哭泣；如果没有，在接下来的几周里，按照本书第十章讲过的安抚技巧来照料她。如果宝宝超过三个月大，一般就不再适用这种技巧了。

宝宝护理小贴士

　　如果宝宝患了疝气，在照顾他的同时，你每天要有充足的休息时间。你可以和亲戚朋友商量一下，定一个轮班时间表，每天都请人过来替你照顾一下宝宝，这样你就有时间休息了。面对持续大哭的宝宝，任何一位父母都会感到无奈甚至恼火，这是一种正常现象。宝宝的哭声在你听来要比在其他人听来更加折磨人。

　　如果安抚宝宝不起作用的话，你需要隔一会儿就把他放到一个安全的地方（比如婴儿床），然后休息5～10分钟。你可以坐下来喝杯茶，甚至出门呼吸一会儿新鲜空气来缓解挫败的心情。如果你有想伤害宝宝的想法，一定要及时和其他人沟通。

疝气之外的其他情况

　　如果你的宝宝是第一胎，你要尝试判断宝宝遇到的问题。宝宝在两个月大的时候，生病的概率很小，但是最好还是要了解以下这些症状以备不时之需。

　　外貌：宝宝的脸色是否苍白，脸上、身上是否有皮疹。

　　行为：宝宝有没有异常行为，例如有没有哭得比平常凶，有没有在平时不会哭的时间哭泣，有没有睡得比平时多。

　　进食：宝宝的饭量怎么样，有没有拒绝吃奶。

　　呼吸：宝宝是否咳嗽或者鼻塞。

　　发热：宝宝是否明显出汗，是否发热。

　　如果你的宝宝出现以上一种或几种状况，那很有可能是生病了。你需要向医生说明情况，医生会指导你给宝宝进行哪些身体检查，不要在看医生之前给宝宝吃药。

宝宝护理小贴士

　　如果你的宝宝没有出现以上任何一种情况，你只是感觉宝宝体温高的话，他可能并没有生病。帮他把衣服脱掉，观察他的体温是否会下降。也可以喂点奶，因为宝宝在口渴或者缺水的时候体温也会升高。如果他吃奶之后体温依然高，就用体温计来测量温度。

问： 我该怎么给宝宝量体温？

答： 为了方便使用，建议购买电子体温计，不要买水银体温计。这个阶段宝宝不推荐使用耳温枪或测温贴，这两种工具测量的结果比较准确。

如果宝宝的体温高于正常值，立即联系儿科医生。在宝宝三个月大之前，他的免疫系统还不成熟，还不能有效地对抗各种感染。和医生沟通之后，你就会了解怎样照顾宝宝了。

如果你的宝宝生病了而且吃过药的话，要想恢复到生病之前的状态可能要花费一些时间。这时，你可以抱着宝宝并摩挲他的后背，轻柔地和他说话来安抚他。这段时间你会睡眠不足，请充分运用我在前文提过的一些安抚技巧，比如用襁褓包裹或者给宝宝一个安抚奶嘴。

宝宝护理小贴士

很多宝宝在4~8周大的时候用鼻腔呼吸时，听起来鼻音会比较重。父母可能认为宝宝发出这种声音是因为感冒，但如果宝宝只是鼻音重的话，并不代表他生病了。宝宝鼻塞现象是由于呼吸道黏液积聚而引起的，这使宝宝通过鼻子呼吸时的声音很大。这并不是什么严重问题，大概到宝宝8周大之后就会缓解。

问： 我试过用襁褓包裹宝宝，但是他似乎不喜欢并且大哭。我是不是不应该继续包裹他？

答： 很多宝宝都不喜欢被移动身体，试着把宝宝包好后，抱起他放在臂弯里轻轻摇晃。宝宝对声音也很敏感，你在用襁褓包他的时候可以哼歌，放一些古典音乐或者白噪声，为宝宝营造一个仿佛回到子宫里的环境。如果他还是不能安静下来，就把襁褓打开，因为此时他可能不想睡觉。不要只因为宝宝有一两次抗拒，就不用襁褓包裹他。

发 育

当宝宝两个月大的时候，你会注意到，宝宝开始对周围的环境越来越感兴趣。那么宝宝最喜欢什么呢？当然是你啦！他喜欢看见你，喜欢听你说话，也喜欢被你抚摸。在这个阶段，宝宝的感官系统还在持续发育，你可以通过以下几种方式来刺激他：

抚 摸

现阶段你的宝宝依旧对抚摸很敏感，并且喜欢被紧紧拥抱。洗澡后，你可以用温和的乳液轻轻按摩宝宝的脸部、手臂、腹部、背部和腿部来安抚他。

"肚皮时间"及其他游戏

除了被你抚摸之外，还可以通过简单的锻炼来开发宝宝的感官功能。其中最好的一种方式叫作"肚皮时间"（即趴行运动）。你可以利用白天的碎片时间和宝宝进行这项活动。定期与宝宝一起做趴行运动有助于锻炼宝宝的颈部和背部肌肉，这有益于宝宝将来在爬行、行走和攀爬等其他运动技能的开发。

"肚皮时间"还有助于防止宝宝出现姿势性扁平颅，即"扁头综合征"，通常是由于宝宝无法自己转头而仰卧太久造成的。宝宝在睡觉的时候通常是仰卧的，所以在宝宝清醒的时候让他多做趴行运动非常必要。

一开始你的宝宝可能会比较抗拒趴行，但是不要放弃，他一定会习惯这项活动，最终会爱上这种视角观察事物的方式。一开始，先让宝宝趴几分钟，如果宝宝吵闹的话，给他时间让他自己安静下来。你也可以放置一个哺乳枕或者卷起来的毯子来垫高他的头部，然后把他放在地板上让他平视你，和他说话、做鬼脸，把"肚皮时间"当作游戏。随着宝宝逐渐长大，他会开始模仿你的动作，每天愿意进行游戏的时间也会变长。

宝宝护理小贴士

宝宝喜欢看人脸，包括他们自己的脸。你可以在进行"肚皮时间"的时候在旁边放置一面镜子，这样宝宝就能看见自己的脸了。当他看到自己的样子映在镜子里，就好像还有另外一个宝宝似的，会非常兴奋。你还可以放一些欢快的音乐来享受亲子时光！

除了"肚皮时间"之外，你还可以和宝宝玩些其他的互动游戏。

拨浪鼓：把拨浪鼓塞到宝宝手里，他可能就会一直拿着。尽管这个阶段的宝宝会做的动作不是很多，他也有可能会把玩具往自己面前拿的，所以要给他安全材质的拨浪鼓，避免宝宝伤到自己。

音乐：你可以播放一些适合身体跟着一起摆动的乐曲，让他感受音乐的节奏。这样，你既可以抱着宝宝一起跳舞，也可以引导宝宝随着节奏去拍手、挥动双臂或跺脚。

听 力

这个阶段的宝宝除了熟悉你的声音，还会对周围环境的各种声音感兴趣。对于宝宝来说，白天清醒的时候让他听到各种不同的声音是很有必要的，这样他的大脑功能才能得到相应地开发。

建议你学几首儿歌，每天换尿布或喂奶的时候给宝宝唱几遍；也可以在把宝宝抱在腿上、放在垫子上或者在地板上玩耍的时候放一些音乐。很快，你就会发现宝宝喜欢这些不同的声音。

宝宝护理小贴士

你可以使用熟悉的儿歌曲子来编一些新的儿歌。我在女儿小的时候，就曾经用《小星星》的曲子配上自创歌词"妈咪最爱小宝贝"来唱。这些自创歌词通常没有什么意义，也并不押韵，但是宝宝对这些没有概念，他们只是喜欢听妈妈的声音，而妈妈也很喜欢看到宝宝因为自己的歌声而兴奋的表情。所以，哪怕你只是把自己正在做的事情——如换尿布、收盘子等改编成歌词，也是可以的。

视 力

宝宝的视力现在已经比刚出生的时候更好了，看得更远了，1米以内的物体都能看得清。尤其是熟悉的面孔更会引起他的注意。因此，你可以与他面对面进行眼神交流了。

这个阶段的宝宝仍然偏爱颜色鲜艳的活动物体。直到宝宝七个月大的时候，他才开始会对浅颜色的物体感兴趣。

宝宝护理小贴士

买一些婴儿看的纸板书。当宝宝四处张望、感到无聊的时候，你可以用纸板书来吸引他的注意力。比起每一页上有很多小图案的书，宝宝通常更喜欢带有简单大图案的书。

味觉和嗅觉

宝宝的味觉和嗅觉是非常敏锐的。宝宝经常和你在一起，已经习惯了你身上的气味，闻到时就会感到安心。当宝宝还在你肚子里的时候，就已经通过羊水了解你的日常饮食了。宝宝出生后你给他哺乳时，他会继续尝到这种味道。宝宝生来就喜欢吃甜食，所以，母乳或者配方奶粉都含有乳糖。

另一种刺激宝宝嗅觉的方法就是在保证安全的前提下，让他到厨房来，坐在婴儿座椅上看你做饭，他会喜欢厨房里的各种味道的。

问： 我的宝宝睡觉时会笑，她什么时候会对我笑呢？

答： 第一次看到宝宝的笑容通常都是在她睡觉的时候，你可能并没有注意到。宝宝6~8周大的时候，可能就开始对你微笑了，而不是仅仅通过哭泣来和你交流。最早见到宝宝笑脸的人，通常都是父母以及关系较近的亲属。之后，宝宝会露出更多的微笑；几个月之内，她就能够微笑面对所有人了。

宝宝两个月大的时候，可能会：

- 稳稳地抬起头；
- 尽力向某个方向翻身；
- 趴着时挺起胸；
- 露出笑脸；
- 对较大声响做出回应；
- 发出咕咕的声响；
- 对各种各样的物体感兴趣。

当你带两个月大的宝宝检查身体时，医生会：

• 给宝宝做一个完整的体检；
• 测量宝宝的身高、体重和头围；
• 评估宝宝的生长发育；
• 安排为宝宝接种疫苗。

两个月宝妈

问： 我总是会批评我丈夫照顾孩子的方式，我到底怎么了？

答： 这是女性产后的普遍情况。产后恢复阶段的你在之前的生育过程中耗费了大量体力，再加上身体激素的变化与极度缺乏睡眠的影响，无形中会使你性格暴躁。要重视睡眠，这样对你自己和你的家人都好！当你感到情绪激动，想要批评人的时候，深呼吸，然后数到十，会有缓解的作用。

想要主导照顾宝宝的每一个环节，也是你母性本能的体现。但是，要记住，在育儿方面你和你的丈夫都需要学习。从一开始就积极和他沟通，之后你们的家庭关系也会一直保持良好的状态。

问： 现在我时时刻刻都和宝宝在一起，下午四点身上还穿着睡衣，也没洗澡，整个家都乱糟糟的。我该怎么解决这个问题？

答： 其实很多新手妈妈都和你一样，她们整天都只穿着睡衣，上面还可能沾满了宝宝的口水。你可以参考本章结尾几页给出的作息表来规划时间，表格能够指导你如何安排一天的时间，包括每天稍微出去转转使你不至于感到与世隔绝，这对你的身心健康十分重要。至于做家务方面，你要学会放轻松，把照顾好自己放在第一位。你可以在洗澡的时候把宝宝放在软垫上或者其他安全的地方，让他在浴室里自己玩。你的问题可能无法完全解决，但是你至少感觉有一些自己的时间了。

问： 我有时会因为太崩溃而对宝宝产生负面想法，我是不是一名不合格的母亲呢？

答： 所有的新手爸妈都会有崩溃的感觉，这是正常现象。你现在所面临的一切都是全新的情况。在生宝宝之前，你只需要关心你和自己的家人；现在你有了这么一个凡事都要依赖你的小家伙，事情就不一样了。

你肯定不是一位不合格的母亲，也无须感到愧疚。新手妈妈每天只有宝宝打盹儿才能自由活动，婴儿们通常只会睡15～20分钟就开始吵闹起来。你可能感到压力巨大，想要在短时间里教会宝宝一些事情，但你要知道并且接受这一现实：宝宝刚出生几个月的时间里是不可能学会很多东西的。宝宝并不能控制好自己的情绪，在宝宝闹人的时候，任何一位妈妈都会感到烦躁。此时，你不妨把宝宝放回床上，然后深呼吸。有时候你仅仅需要放任宝宝哭闹5分钟，一切就会好起来的。

我在第十章提到过，如果你一直感到压力巨大，并且想要远离你的宝宝，这可能是产后抑郁症的前兆。特别是不想和宝宝在一起这点，你可能需要去看心理医生，并与医生保持沟通。

问： 我最近和我丈夫总是会吵架。因为我的生活发生了巨大的变化，而他并没有，仍旧每天早上起来去健身房、去上班，晚上六点才回家；而我就连能好好洗个澡都要谢天谢地了。这一点让我感到十分恼火。我该怎么办？

答： 你遇到的问题在新手妈妈中很常见。如果你加入了社区的育儿小组，你就可以听听其他妈妈是如何处理这样的问题的。你们夫妻之间的关系已经发生了很大的变化，所以，不管你压力多大、心情多差，都要与他保持沟通。谈论一些使你感到开心的事情，要积极解决问题，而不要让愤怒的情绪一直影响你。对爱人说清楚你因为哪些事情而困扰，同时也要理解对方的处境。现在，你们双方都踏入了一个全新的领域，如果你们都能够在相互倾听、理解和尊重中不断学习进步，你的家庭关系会更加融洽。

建议你加入一个社区育儿小组，和其他与你有着或有过相同经历的妈妈们聊聊天，对你很有好处。你可以与她们分享快乐、分担压力，这样可以使你积极面对育儿生活，不再感到孤独。当然，这也是一个让宝宝和同龄小伙伴们玩耍的绝佳机会！

体育锻炼

产后六周，你就可以和医生探讨恢复锻炼的事宜。无论你在怀孕之前多么擅长体育锻炼，现在你的身体还处于产后恢复状态，所以你必须从少量运动开始，之后慢慢增量。如果你感到自己不像之前那么有活力的话，你确实是该重新将体育锻炼作为日常生活中的一部分。这不仅会使你身体健康，还会使你充满活力。

参加亲子互动锻炼或瑜伽班都是不错的健身方式，这样的课程提供了很好的锻炼机会，还可以让你带着宝宝一起参加，并与其他父母交流（特别是在冬天）。

我在工作中接触过的很多父母，他们都提到很想进行体育锻炼，但是没有时间也没有充足的经费去办健身卡或报健身班。其实，可以选择一些简单有效的运动方式。比如：

散步：每天至少散步一次，每次至少三十分钟。这是一种锻炼身体、呼吸新鲜空气的最佳方式，可以使你感到身心轻松。今天，你可以带着宝宝到公园里散散步；明天，你可以推着他在小区周围走一走。

跳舞：要说能让你运动起来，又能和你两个月大的宝宝沟通情感的活动，那就要属播放音乐来跳舞了。你可以抱着宝宝轻轻摇摆，也可以把他放在哺乳枕上让他看你跳一些夸张的、快节奏的舞步。

看视频教程：搜集一些适合你锻炼的运动、舞蹈、瑜伽等在线视频，这样的视频有很多并且花不了多少钱。可以注册视频网站并成为会员，找到合适的教程后，趁宝宝休息的时候你就可以观看了。可能你的宝宝也很喜欢坐在软垫或者地板上看你跟着视频做动作。

爱人自检

宝宝出生后几周内，夫妻之间的浪漫往往不复存在了，不过这不代表你从此就要放弃夫妻生活了。即使你和你的爱人没有时间、精力或者兴趣来做这些，也可以通过其他方式来表达对彼此的爱。

宝宝护理小贴士

宝爸们需要注意：如果你想和妻子恢复夫妻生活，一定要做好避孕措施。很多人都认为女性哺乳期不会怀孕，但是实际上是会怀孕的！如果你现阶段不想再要一个孩子，那就要采取最适合你的避孕措施。你的妻子也会从医生处得到一些合理建议和方案。

爱的交谈：无论压力多大，夫妻双方都要通过交谈解决问题。你们双方都进入了全新的人生阶段，聊聊这些变化，会使你们之间的感情升温。如果想要抱怨的话，尽量语气委婉一些。不要使用"你不应该……"的句式，而要使用"当你……的时候，让我觉得……"这样的句式。

爱的欢笑：当你们感到生活一团糟、前所未有的疲惫时，笑着谈论要比哭着谈论更合适。一起笑对自己犯的错误和身处的窘境吧。

爱的逃离：你们可以把宝宝交给信任的亲戚或者保姆照看，然后去约会：看场电影、吃个饭或者做点其他开心的事。只离开宝宝几小时，会使你们恢复精力。

爱的接触：想要满足欲望不是只有通过夫妻生活这一种形式。接吻、拥抱、爱抚等亲密的身体接触不需要花费太多精力，也可以使你们得到放松。

爱需要时间来恢复：这种混乱的日子只是暂时的。

宝宝护理小贴士

多给你的宝宝照些照片、拍些视频。哪怕只经过一两个月，宝宝身上也会发生令你难以置信的变化。你一定会因为小家伙长大了而骄傲！

每日作息时间表

宝宝出生后的第二个月，很多妈妈都会回归工作。如果你用奶瓶给宝宝哺乳，建议每天准备7~9瓶，每瓶装90~180毫升的母乳或者配方奶。如果你是母乳喂养，建议每天喂宝宝9~12次。

表4-3　作息时间表

（适用于双职工家庭照看8周大奶瓶喂养的宝宝）

时间	任务	建议
早上5:45	换尿布 / 喂奶	给宝宝换尿布，喂奶前让宝宝保持清醒，喂奶后给宝宝拍嗝儿。
早上6:30	洗澡	用海绵给宝宝擦洗，清理掉流进颈部皮肤缝隙中的奶粉或者口水，然后穿好白天的衣服
早上6:45	玩耍 / 准备上班	让宝宝俯卧，揉揉后背。父母轮流洗澡、做准备、吃早饭
早上7:30	送宝宝去托儿所 / 请保育员上门	把宝宝白天在托儿所需要的备品装上车。如果需要请保育员到家里来，上班之前稍微提前一点联系他们，这样你可以简要介绍一下宝宝的最新状态，提一些要求
早上8:00	出发去工作	把宝宝交给保育员，然后去工作
早上8:00—下午5:30	宝宝护理	保育员会根据你的指示照顾宝宝。当你接到宝宝的时候，会收到当天的反馈，宝宝白天一般会喝3瓶奶左右
晚上6:00	玩耍 / 喂奶	拥抱你的宝宝，给他唱歌，然后喂奶，让他吃饱然后拍嗝儿

时间	任务	建议
晚上6:45	玩耍／睡觉	和宝宝说话、唱歌，然后用襁褓包起他并哄睡
晚上7:00	晚餐／休息	享受一顿营养丰富的晚餐，然后完成任务清单上的事项，装好明天要用的备品
晚上8:30	换尿布／洗澡	用海绵给宝宝擦洗，穿上睡衣，让他玩几分钟
晚上9:00	喂奶	拿一瓶奶让你的爱人去喂宝宝，让他和宝宝亲密接触一下，然后给宝宝拍嗝儿
晚上9:45	睡觉	用襁褓包起宝宝，哄他睡觉
晚上11:15	喂奶	这次给宝宝喂奶，你需要尽量保持周围环境昏暗并安静，这样也可以延长你和爱人的睡眠时间
早上4:15	换尿布／喂奶	你的宝宝也许会闹，让他自己待5分钟，他就会继续睡觉。如果宝宝饿了，需要吃奶，先给他换尿布再喂奶

　　和第一个月一样，宝宝出生第二个月也充满了新的挑战和乐趣。虽然你每天还是会被宝宝的日常琐事所困扰并感到睡眠不足，但是宝宝会在你一次次的拥抱和微笑中渐渐长大。

微信扫码
✓ 产前产后护理指南
✓ 婴儿护理手册
✓ 科学育儿早教课

·12·

宝宝出生第三个月：
婴儿的冲刺阶段

当你的宝宝三个月大的时候，回头看看，你会发现自己初为人母的这段时间就像一场历险。你的宝宝在这短短的三个月时间里发生了巨大的变化，他长大了很多。一切都开始有条不紊地向前推进，生活即将进入一条崭新的轨道。你照顾宝宝的时候不会再手忙脚乱，甚至可以一边换尿布一边打电话。如果你的宝宝还有其他哥哥、姐姐的话，那么他们已经能融洽相处了。宝宝现阶段能够认识其他家庭成员，能够对着熟人微笑，甚至用他自己的语言和熟人聊天。这只是一个开始，之后，你的宝宝还会迅速成长，也会开始显现其独特的个性，你将享受宝宝成长的每一个瞬间。

当宝宝三个月大时，你可能会回归工作，你肯定会担心宝宝能否适应你不在身边的生活。本章将讨论宝宝出生后第三个月，父母重返工作岗位之后所关心的一些问题，并且会提供一些建议和解决方案，以帮助父母减轻压力。

宝宝三个月大的时候，你们之间的互动更频繁、更亲密了，你可能想花更多的时间来陪伴他，本章将给你一些合理的建议。

喂 养

宝宝在这个年龄段，吃母乳或者配方奶粉依然是主要喂养方式，因为宝宝的消化系统还没有发育完全，所以要再过1～3个月才能吃固体食物。此时的宝宝已经能知道自己什么时候饿了，甚至还能用他自己的方式告诉你。你要学会解读宝宝表达饥饿的暗示，同时尽量遵循一个符合你们双方习惯的固定时间表来给宝宝喂奶。宝宝吃饱之后自己就会停止吸奶，只要他的体重增长保持在正常标准范围内，就没有必要强迫他多吃。宝宝每天的饥饿程度不同，所以每次吃奶的时间长短都不一样。当宝宝处于快速生长状态时，他会饿得很快；但当他感到不舒服时，就会吃得较少。现在你的宝宝已经长大了，所以没有必要他一哭就让他吃奶。如果你刚喂了他，但是他还闹的话，可能是在告诉你他需要换尿布了、想玩了或者想睡了。

三个月大的宝宝如果母乳喂养的话，每天需要喂6～8次，哺乳时长取决于宝宝吃多少和妈妈奶水是否充足。有些母乳喂养的宝宝一个乳房哺乳20分钟，就能吃饱；还有些则需要更长时间，还可能需要两个乳房哺乳。

三个月大的宝宝该吃多少配方奶粉，取决于他的体重。这个阶段的宝宝体重通常在4～7.2千克，取平均值5.9千克。根据第十一章提到的算法，体重5.9千克的宝宝每天大概需要摄入946毫升的配方奶。

宝宝护理小贴士

今后，你可能逐渐地就不需要夜间给宝宝喂奶了。如果你的宝宝晚上醒来只吃了几分钟奶的话，他可能并不是很饿。这样的话，你晚上最好就不要给宝宝喂奶了。正如我提到过的，和成年人一样，宝宝晚上也是会醒来的，但你要试着让他继续睡觉，就会慢慢形成习惯。尽量在晚上10点之前叫醒宝宝喂一次奶。

有时候，你的宝宝也会在该吃奶的时候因为兴致不高而拒绝吃奶。如果这种情况只是偶尔发生，放轻松，不要强迫宝宝吃奶。宝宝只是想用行动来告诉你，他今天太累了或者没有睡足。有的时候，宝宝过度疲劳或者过度兴奋都会导致他易怒，你可以推着他出去散散步。当宝宝饿了的时候，他就自然会吃奶的。错过一次哺乳无须担心，之后宝宝一定会多吃奶补回来的。

睡　眠

　　三个月大的宝宝通常会睡得更香并且更久，晚上差不多能睡上5~8小时。如果你的宝宝不能连续睡上5小时的话，你可能需要帮他培养一下良好的睡眠习惯。这些习惯能够让宝宝学会怎样入睡并且睡得安稳——前者通常不难，难的是后者。如果宝宝能够安稳睡一觉的话（有些妈妈觉得宝宝能睡上3~4小时就谢天谢地了），白天他会更活泼，你在夜间也能得到充分休息。我在前文中提到过，如果宝宝只睡了一会儿就醒来或者开始呜咽的话，不要马上抱起他或者给他喂奶，正确的做法是尽量不要去打扰他，试着让他继续入睡。

问： 我的宝宝三个月大了，但晚上依旧睡不安稳。我每天晚上也要跟着他一起醒来三四次，让他自己睡会不会解决问题呢？

答： 对于宝宝来说，晚上醒来几次是正常现象。问题在于，她不能或不知道该怎样重新入睡。如果你对宝宝目前的晚间睡眠习惯不满意的话，请你评估一下现在的情况，我建议宝宝在六个月大之前最好和父母睡同一个房间。

　　这时你需要给宝宝一点时间来让他学习自己重新入睡。不要一听到他闹就马上把他抱起来安抚，他可能闹过之后很快就会自己睡着的。宝宝在浅眠阶段也会发出细小的声音，他有可能并没有完全醒来。先给他10~15分钟的时间，这个时间看似很长，其实是帮他培养重新入睡的习惯，所以这个时长是必要的；但如果宝宝哭得更凶并且非常烦躁，你就揉揉他的肚子、对他说说话，以此来安抚他，几分钟内他就会平静下来。如果还不奏效，你再把他抱起来。如果宝宝平静下来但是不想睡觉的话，把他放回婴儿床就可以。坚持这样做一周，你的宝宝就会养成醒来后再自己入睡的习惯了。

宝宝护理小贴士

　　很多晚上一直睡得很好的宝宝也会出现半夜醒来的情况。这种情况通常是由于生病或者日常生活节奏被打乱（如外出度假）造成的。宝宝半夜突然醒来也可能与他正在学习的技能有关，比如，宝宝在睡梦中练习翻身，当他卡住的时候，就会醒过来。

问： 我的宝宝好像睡得越来越不好了。他过去一直都能睡8~10小时，但是现在他凌晨4点就会醒，而且不和我同床睡就睡不着。请帮帮我，我该怎么让他回归原来的睡眠习惯呢？

答： 宝宝总是会令你意外。当你觉得他晚上能够好好睡觉的时候，他可能又会醒来。这是一个普遍存在的问题，希望你的宝宝能够早日克服这个坏习惯！事实上，他和你同床才能睡着是因为他那时候已经累了。可能他确实喜欢在你的床上睡觉，但是如果任由他过来睡的话，你可能就没法好好睡了。如果宝宝一直凌晨醒来的话，你需要参照第十一章中提到的睡眠训练技巧来训练他。宝宝醒来后，不要抱他起来，而要任由他在婴儿床上闹一会儿，直到他重新入睡。如果你一定要去抱他，那也不要马上抱起他。如果你给了他足够的时间，他也不再哭得那么凶，可能就会重新入睡了。

问： 我的宝宝还需不需要白天小睡了呢？如果白天不让他睡的话，晚上会不会睡得好一点呢？

答： 需要白天小睡。实际上，让你的宝宝白天适度小睡有助于他晚上睡得更好。因为宝宝白天过度疲劳的话，会分泌过量肾上腺素使他晚上难以入眠。那么，宝宝白天要小睡几次？每次要睡多久？这都是因人而异的。有的宝宝睡的次数少，每次时间长；而有的要睡好几次，每次仅睡30~40分钟。如果你还有其他孩子，小宝宝也会配合哥哥/姐姐的作息时间，逐渐形成习惯。有些父母更希望宝宝白天少睡几次，每次睡得久一点。如果你也希望这样的话，最好给宝宝制订一个作息时间表。

问： 我的宝宝晚上睡得很好，大概能睡8小时。但是，她白天小睡每次只能睡15~30分钟，然后哭着醒来，显得很不舒服。我该怎么办？

答： 这个年龄段的宝宝白天小睡通常要睡1小时或更久才能恢复精力、保持体力。如果你的宝宝夜晚醒来也能自己重新入睡的话，那么白天小睡时你也无须一发现她醒来就马上冲过去安抚她。

如果宝宝哭着醒来，你可以揉揉她的后背让她平静下来，轻轻对她说话，以此给她安慰。几天之后，你就会发现，宝宝只需要几分钟就能够重新入睡。

宝宝护理小贴士

如果你正在培养宝宝良好的睡眠习惯，严格遵守制订的计划和学习有效的安抚技巧会对你有所帮助。当然，时间计划很可能会被各种各样的事情打乱，但是一定要坚持一段时间，在日常生活中养成一些良好的习惯是对宝宝很有好处的。

安 抚

本章不会像第十章和第十一章那样详细讲解安抚技巧，因为三个月大的宝宝情绪更加稳定，你想尽办法不让他哭，费尽心机逗他笑的那段日子已经一去不复返了。现在的宝宝再哭的话，往往都是有原因的。

长 牙

有些宝宝三个月大的时候开始长牙了。如果你的宝宝明显流口水，爱把手或手里的东西往嘴里送，或者明明饿了却拒绝吮吸乳头或奶嘴，那么他可能是要长牙了。这些情况通常不太明显，所以有些父母可能不会马上注意到。我建议你使用以下几种方式来缓解宝宝长牙的痛苦。

- 把柔软的硅胶奶嘴或者硅胶环先放进冰箱冷藏，再让宝宝用牙龈去咬。
- 把手洗干净，然后用手指按摩宝宝的牙床。宝宝的反应会告诉你这样做是否有效，你就可以做出相应的调整。
- 如果这些方法都不能直接缓解宝宝长牙的痛苦，就把宝宝抱起来，轻轻摇晃，温柔地和他说话，这样也能使宝宝安静下来并且感觉好受一点。

除了长牙之外，宝宝会哭还可能是因为耳部感染、胃胀气或者其他疾病。你平时还需要留心宝宝有没有发热、是否拉扯耳朵等，如果没有这些问题的话，宝宝在这个阶段还是很容易照顾的。一旦你成功安抚了宝宝，你就会发现，原来你的宝宝会这么开心，笑得这么灿烂，而你就是最让他开心的人。

发 育

我在第十章和第十一章提到，在宝宝刚出生的前两个月，和他聊天、给他讲故事是很重要的，这种互动要完全融入你的日常生活。三个月大的宝宝会开始通过动作、声音和表情来回应你，这会给你的育儿经历带来更多乐趣和积极的影响。通过给他读书、和他聊天，让宝宝沉浸在你的声音中并开始了解这个世界。

你可能不太理解为什么你要和还不会说话的宝宝聊天，事实证明，婴儿从父母那里听到的词语数量和质量对扩大其词汇量十分重要，而口语词汇量的扩大对将来宝宝读写能力的提高也很有帮助。研究表明，从四岁儿童的词汇量能够预测出其小学三年级时的阅读理解能力。你在家中的日常谈话，你和宝宝以及其他家人的对话都对宝宝词汇量的增加有积极作用；父母的谈话应该兼备鼓励性（提问和表扬）和复杂性（复杂的词汇和概念）。由于培养强大的语言能力和思维能力对孩子的日后阅读能力非常关键，所以父母应早在宝宝还没有学会说话之前，就开始培养他，营造一个词汇量丰富的语言环境。

宝宝护理小贴士

怎样给宝宝读故事？你只需将他抱在怀里，打开书，享受你们的读书时间！有些儿童绘本，特别是那些用词优美、注重韵律的章节，你可以逐字逐句为宝宝阅读。

还有些书，比起"读"，你可能更喜欢描述书中的图片，讲出正在发生的故事并提醒宝宝注意图片中出现的人或事物。你可以每天都给宝宝读书，一遍又一遍地读，营造一个你们双方都喜欢的温馨而丰富的语言环境。不过，如果宝宝开始长牙，他可能对"吃书"更感兴趣，这时，你可以先准备一个牙胶，再带他读书。

当你给宝宝讲故事时用温柔的语气与他交流，然后再增加更多的词汇和概念，培养他语言的感知能力；帮他建立对世界的初步认识，增加他听到的单词数量是第一步。因为书面语言不同于口语，所以你可以给宝宝多读儿童出版物。让宝宝熟悉书中的单词和句子的类型，以便在未来几年里能够理解在书中读到的东西。所有这些学习习惯都应该早点培养，帮他养成一种持续读书的习惯。

当你给宝宝解释书中内容的时候，不要害怕使用有助于提高词汇量和思维能力的复杂词汇。为帮助宝宝理解书上内容，你要多花点时间给他讲一讲，重复讲解也是培养语言能力的方法之一。

早点养成和宝宝一起阅读的习惯，能够为他现在及将来学习复杂的语言创造更好的环境。你现在能做的就是每天和宝宝交谈、读故事书。

促进宝宝的感官发育

你的宝宝现在不再只对睡觉和吃饭感兴趣，他将花费更多的时间观察和了解周围的世界，希望融入周围环境。作为父母，你在这一阶段以及接下来的时间里，最重要的工作之一就是促进宝宝的感官发育，这项工作很简单也很有趣。以下是一些关于如何促进宝宝感官发育的建议。

触 觉

许多宝宝在出生两个月内都喜欢紧握拳头，而三个月大的时候就开始喜欢探索手的作用。他不仅会观察自己的手，还会开始用手去探索周围环境：有时喜欢去拿玩具，有时还会抓东西往嘴里送。他可能还会注意到自己的脚，可能会扳着脚趾往嘴里塞。你要利用好这个机会，提供各种形状、各种材质的物品让宝宝去触摸，比如玩具、量匙这类安全的日常用品。这会让他开始对自己周围物体的大小、颜色和功能有概念。

听 觉

宝宝三个月大的时候，会更爱发出声音。他们有自己的婴儿语言，通常由"啊啊"这种简单的声音组成。当你和他玩的时候，他可能会发出"咯咯"的声音，甚至还会笑起来。所有这些声音都表明他正在尽最大努力与你沟通，因此，正如我前文强调的，你要多和宝宝交谈。

其他能够促进宝宝听力发育的行为还包括：数数、唱歌、命名和描述宝宝每个玩具的颜色和质地。当你给宝宝读书时，你要指着图片告诉他图上物体的名字。你还可以让他听不同的声音，例如牛的"哞哞"声、蜜蜂的"嗡嗡"声等。

视 觉

这个年龄段的宝宝通常喜欢坐在你的大腿上观察身边的环境，他可能还需要你的帮助才能坐稳，但已经能够自己抬起头了。给他看一些简单的图画书，敲击每一张图片来吸引他的注意力；也可以给他玩具并移动它们，让宝宝的眼睛随着物体移动；还可以拿一个球来回滚动、上下拍动，让宝宝学会向不同的方向并以不同的节奏移动视线。

宝宝会认出你和熟悉的人的脸，所以你可以通过给他看熟人的照片来促进其视觉发育。当他知道照片中的面孔就是那些平时逗得他又笑又叫的人时，宝宝的大脑就会把看到的图像与现实有效地联系起来。

味觉和嗅觉

虽然能够帮助你的宝宝提高味觉和嗅觉的方法不太多，但你多多少少还是可以通过努力来刺激一下宝宝这两种感官的发育。以下几点建议供你参考：

- 给宝宝换尿布时，夸张地捂住鼻子，表现得对排泄物的气味十分讨厌（当然，你可能自然而然就会这样做），宝宝就会把捂鼻子的动作和"臭"的气味联系起来。
- 给宝宝喂奶时，问他好不好吃，这样宝宝就会把味觉和进食关联起来。

宝宝护理小贴士

给宝宝哺乳期间，你可以多吃几种食物来让宝宝也尝尝不同的味道。你会发现，你吃的食物对宝宝吃奶的积极性和吸奶的方式都会有影响。

里程碑

宝宝三个月大了，他已经走出了婴儿阶段，变得更加活泼、更愿意与你互动。三个月大的宝宝可能会有以下表现：

- 爬行玩耍的时候会抬头挺胸；
- 躺着或趴着的时候会伸腿、踢腿；

- 屈伸手指；

- 把手放在嘴里；

- 在你腿上站立时，会用力下踩；

- 拍打悬挂的玩具或其他物体；

- 认识你和其他熟人，对你们微笑；

- 发出含混不清的声音；

- 性格更加外向。

宝妈新领域

很多妈妈在宝宝三个月大的时候就开始回去工作了。如果你也是其中一员，那么一定要注意：尽管回归工作是件令人振奋的事，但你还是会时不时地感到沮丧，会担心宝宝有没有被好好的照顾。如果你没有回去工作，虽然家里会少一份收入，但是你可以精心地照顾宝宝。另外，困扰宝妈的问题就是身材以及夫妻生活问题。这些问题都是很常见的，只要你愿意花点时间，就能很好地解决。下面我将讨论一些常见的问题，并提供一个时间表给在职妈妈参考。

问： 这个月月末我就要回去上班了，但是我非常不放心把我的宝宝交给托儿所照顾。是不是所有的妈妈都像我这样？

答： 是的，不只是你会这样，我也曾经劝导过很多妈妈，从准备上班直到你第一天回去上班的这段时间才是压力最大的。在你上班的时候，宝宝也会想念你，但他还太小了，不太明白分离的痛苦；"分离"这种情绪最早也要等宝宝五个月大的时候他才会懂得。当工作结束，你回家抱起宝宝的时候，他会用灿烂的笑容来迎接你。

想到要和宝宝分开，会令你感到非常焦虑；但是一旦你真的回去工作之后就不会这样了。即使是最爱操心、最爱哭的宝妈也反映过，真正回归工作后的日子要比之前预想的轻松得多。大多数宝宝在托儿所都过得很开心，如果你能亲自去看看，你也会很放心，相信宝宝会在托儿所享受和其他同龄孩子一起度过的时光。

选择保姆时需要问的问题

- 你在照顾孩子方面经验丰富吗？
- 有没有人能够证明你从事过儿童看护工作？
- 你会给孩子安排哪些活动？
- 你受过急救训练吗？
- 你的工作时间可以调整吗？
- 如果宝宝哭得停不下来你会怎么做？
- 你的期望工资是多少？

问： 我和我的爱人决定在我们工作的时候请保姆来照顾三个月大的宝宝。我会全职工作，但我有点担心，如果她把保姆当成妈妈该怎么办？

答： 这是妈妈们通常会暗自担忧的问题。不管你平常工作时间有多久，哪怕你每周工作时长超过40小时，宝宝都会知道你才是她的妈妈。当你回家时，一定要拿出一些时间来和她拥抱、交谈、玩耍，而不要直接哄她睡觉。哪怕你和宝宝每天只有二十分钟到半小时的亲密互动时间，也是效果显著的。如果你因为自己不在家而感到内疚或者开始嫉妒保姆的话，反过来想一想，你雇用保姆的初衷是为了更好地照顾宝宝。

宝宝护理小贴士

　　如果你决定雇用保姆并且有余钱，可以考虑委托一家当地的中介来帮忙。这种方式可能会比较贵，但是中介一定能够尽力帮你找到最合适的保姆。保姆通常需要接受详细的儿童保育培训和个人面试，还需要有育儿经验、无犯罪记录以及婴幼儿心肺复苏术资格证。你向中介公司提供你的详细需求和你能够负担的薪资范围，他们就会向你发送符合你需求的保姆简历。

问： 我已经决定做全职妈妈了，但是将来家庭的经济会比较紧张，我非常担忧。将来我会不会后悔辞职呢？

答： 这是一个艰难的决定，而且不止你一个人会做出这样的选择。你要看到做全职妈妈给你生活带来的好处，例如能够整天陪伴宝宝，让宝宝的安全得到保障，这一点就为你解决了很多问题。你们两人之间建立的纽带和记忆将影响宝宝的一生。你还可以参加一些线上育儿小组和社区育儿活动，线上、线下你可以遇见其他全职父母，与他们交流经验。如果你真的需要额外挣些钱，那就找找看有什么能在家里做的工作（比如自由写作、线上销售等工作）。

身材与夫妻生活

刚生产完你可能会感到沮丧，因为你的身材已经不再像怀孕之前那么好了。虽然这已经是老生常谈了，但也是事实。你的身体需要九个月的时间才能准备好分娩，之后也要花大概相等的时间才能回到怀孕前的状态。如果你确实对自己的身材不满意，那么这会使你本来已经受损的性欲进一步减退。正如前面已经讨论过的，运动会让你由内而外地提升状态。试着设定一些长期的健身目标，然后从每天散步开始一些基本的有氧运动、瑜伽等，抓住一切机会运动起来。

问： 我现在还是穿不上以前的衣服，我的身材还能恢复到怀孕前的样子吗？

答： 当然，只要你好好照顾自己，每天吃健康的食物、锻炼身体，没有理由不会恢复。不要认为你的好身材"一去不复返"了，要重新穿上怀孕前的衣服只需要你付出一些努力。如果你习惯了在怀孕期间吃一些不那么健康的食物（比如冰淇淋或高热量食物），现在也没有必要完全戒除它们；只需要少吃那些食物，多喝水、多吃青菜就可以。和宝宝在一起时，优先考虑做一些会使你动起来的事情，比如：推着婴儿车到室外散步；天气不好时，也可以到商场逛逛；用婴儿背带背起宝宝走步也可以帮助你消耗多余的卡路里。加入一个育儿小组，组内那些同样有健身目标的宝妈们也能够激励你去运动。

问： 我什么时候会再来月经?

答： 如果你不为孩子哺乳的话，你可能会在产后3~10周来月经；如果你为孩子哺乳，那么你可能会在产后几个月后再来月经。来月经之前是排卵期，如果你想与爱人同房的话，必须做好避孕措施，否则，无论你是不是在哺乳期都会怀孕。

问： 我现在不喜欢和我的爱人亲密接触，这正常吗?

答： 正常。怀孕与激素的作用会抑制你的性欲，你可能会在爱人想要和你亲密的时候而感到愧疚。造成这种情况最重要的原因是你并没有意识到自己很疲劳。你之所以难以和爱人亲密，是因为你白天耗费了太多精力来照顾宝宝；当你准备睡觉的时候，可能你想要的只是属于自己的时间和睡眠。你可以在晚上睡觉时与你的爱人依偎在一起，这有助于恢复你们之间的亲密感。缺乏隐私也会影响你们的感情，所以，偶尔请家人或朋友来帮忙照顾宝宝几小时，这样你就可以和爱人约会了，你们一定要留出一些时间来保持浪漫。

我反复强调，你必须和你的爱人好好表达自己的感受。当你的宝宝渐渐长大，不再那么需要你的时候，你就会和爱人恢复夫妻生活的，不要给自己太大压力，慢慢地调整自己吧。

爱人自检

宝爸们，宝宝已经三个月大了，能够对你微笑、和你拥抱、向你发出"咯咯"声，你也会感到你们之间的互动变多了，你每次给宝宝换尿布的时候都会唱同一首歌，他会意识到并且在听到这首歌的时候踢腿来表达兴奋。在照顾宝宝的过程中，你会越来越有信心成为一名好爸爸；最让你欣慰的莫过于宝宝已经能够记住你了。在目前的基础上，你需要再接再厉，更努力地与宝宝互动，他每天不断地成长进步会使你惊喜不断。

问： 我的宝宝越来越喜欢和我互动了，但我还是觉得我们在一起没什么可做的。在这个阶段我们应该做些什么呢？

答： 不要过于纠结你应该做什么、不应该做什么。只要你能够与宝宝进行情感交流，他就能够快乐地成长！我有几个简单的想法。

- 根据天气情况给宝宝穿好衣服，带他去散步。可以把宝宝抱在怀里或者用婴儿背带背在身上，在他探索周围环境的时候你们依然可以保持亲密。给他描述你看到的各种事物——红色的汽车，高大的绿树或白色的雪；描述他可能听到的声音——鸟儿的啁啾声，公共汽车经过的声音或风吹的声音。你可能认为他不会懂，但所有这些互动都会留存在他的脑海中。

- 继续给你的宝宝读书，坚持读。抱着宝宝坐在你膝盖上读书，越多越好。你可以给他读适龄图书，如果他喜欢听的话，也可以读一些带有插画的长篇故事。你的声音会抚慰他，他会习惯倾听和专注；当你指着书中的图画时，他也会继续做一些有意义的联想。你一定要慢慢地读，让他听清楚每个词。

- 和你的宝宝一起唱歌跳舞。把你最喜欢的歌曲放到一个播放列表里，指定为你和宝宝的专用配乐。每天晚上你下班回家，将宝宝抱在怀里，放上音乐，你们就可以一起又唱又跳了。你的宝宝会喜欢这种亲密接触，摇摆的动作以及不同的音乐。

问： 我的女儿已经出生三个月了，但我和妻子还没有夫妻生活。之前我一直以为她生完孩子六周后身体恢复得差不多了，我们的夫妻生活也可以恢复正常了。但为什么没有呢？

答： 大多数女人，甚至有些男人，在宝宝出生后很难恢复正常的夫妻生活。新的日程安排可能让你的妻子太累了，以至于她根本没有精力去想这件事。她的激素分泌水平也可能会对性欲有影响，以至于她现阶段可能完全没有欲望。我现在能给的最好的、最有效的建议就是：和你的妻子聊一聊，诚实表达自己的想法。如果你觉得被拒绝了，尽管告诉她；但同时也要问问她的感受。如果她觉得你把她的性欲降低归咎于她，会感到压抑和防备；但如果她觉得你会理解她，就会好好地和你交流。所以，倾听并真正考虑她的感受是很重要的。

时间表

当你的宝宝已经三个月大，你要回归职场，可以按照以下的时间表灵活安排时间。如果你用奶瓶哺乳，可以每天喂宝宝150～180毫升的母乳或者配方奶。如果你是纯母乳喂养，每天需要给宝宝喂奶六次以上。

表4-4 作息时间表样例
（适用于在职、哺乳母亲及在职爸爸照看12周大婴儿的家庭）

时间	任务	建议
早上5:30	换尿布／哺乳	给宝宝换尿布，确保他在喂奶前保持清醒，喂奶后拍嗝儿。
早上6:30	准备工作	吸出多余的母乳。夫妻二人轮流洗澡，吃早餐，打包午餐（包括准备拿到托儿所的母乳），打包干净的吸奶器。
早上6:45	换尿布／玩耍	宝宝醒来后，不要马上去喂他，给他换尿布的同时和他哼歌、聊天。如果你还没有准备好喂奶，就继续准备打包午餐、母乳及吸奶器等。
早上7:00	哺乳	利用空余时间快速给你的宝宝喂奶一次，十分钟左右即可。
早上7:20	送宝宝去托儿所／请保姆上门	把宝宝白天在托儿所需要的备品装上车。如果需要请保姆到家里来，提前联系，这样你可以向保姆介绍一下宝宝的最新状态，并给保姆一些指示。
早上7:50	出发去工作	把宝宝交给保姆，然后去工作。
早上8:00—下午5:00	儿童护理	保姆会根据你的指示照顾宝宝。当你接到宝宝的时候，会收到反馈。宝宝白天一般会喝3瓶奶。

时间	任务	建议
下午5:30	玩耍	拥抱你的宝宝，给他唱歌，稍微做一会儿趴行运动。
晚上6:00	母乳 / 准备晚餐	在你给孩子喂母乳、拍嗝儿的时候，爸爸可以取出你包里的奶瓶、吸奶器、围嘴和脏衣服等物品进行清洗，最好也能准备晚餐。
晚上6:30	玩耍 / 晚餐	让宝宝在你的视线范围内活动，吃饭的时候也不要忘了和宝宝聊天互动。
晚上7:00	洗澡 / 按摩	给你的宝宝洗个澡或者用乳液做个按摩，让他放松心情准备睡觉。
晚上7:15	换尿布	一边给宝宝换尿布一边轻轻哼歌给他听，然后给他穿上睡衣并读个故事。
晚上7:30	母乳	坐在摇椅里给宝宝喂母乳，然后轻轻给他拍嗝儿。
晚上8:15	睡觉	用襁褓包好你的宝宝，把他放在床上，然后关上门，在监控里看着他。
晚上8:30	准备工作	利用这段时间收拾碗筷，准备第二天的午餐，熨烫工装，查看电子邮件或者做些其他家务。
夜里11:30	换尿布 / 母乳 / 睡觉	给宝宝换尿布，宝宝在正式入睡之前很可能会饿，这个时间你可以给他喂一次母乳，然后哄睡。
早上4:15	换尿布 / 母乳 / 睡觉	如果你的宝宝早上醒得比较早的话，把他抱到床上哺乳一次，然后用襁褓包好他，再让他回婴儿床上睡一会儿。

当宝宝三个月大的时候，你们已经能够找到适合自己家庭生活的作息规律了。当然，你的宝宝偶尔也会毫无理由地半夜醒来，或者某一天格外吵闹。在这三个月里，你随着实践经验的加深以及对宝宝熟悉程度的增加，一切都会变得更加顺利。从现在到宝宝一岁的这段时间，你可以享受生活的每一刻，并拍一些照片或者影像保存起来，因为这段日子很快就会过去，一定要珍惜这段时光。

·13·

宝宝的"里程碑"事件

在 你的宝宝出生三个月后，他将进入快速发育期。宝宝可以自己坐起来，长出第一颗牙齿，完全掌控自己的双手，可以吃固体食物等，宝宝能独立完成的事情还将继续增加。每一天都会变得更美好，宝宝将持续获得新技能并且增加和你之间的有趣交流。

作为一名婴儿看护专家和哺乳顾问，我发现所工作过的家庭在宝宝三个月大的时候都开始进入一种比较有规律的生活。即使是经历过宝宝生病的家庭，也逐渐发现宝宝吃饭和睡觉变得更有规律，宝宝的个性在愉快地交流中开始显现。以下是父母需要简要了解的内容。

宝宝4~6个月

饮　食

- 宝宝需要全天定时用奶粉或母乳喂养。
- 在宝宝开始吃固体食物之前，你需要和宝宝的儿科医生探讨一下各种食物的搭配问题，这将会有助于为宝宝提供最佳营养并别出潜在的过敏原。
- 如果你对自己动手为宝宝做食物感兴趣，那就买一个小的食品料理机，用它可以给你的宝宝制作出软硬适中的食品。

- 一旦你的宝宝开始吃固体食物，你很快就会发现他的粪便的颜色、质地和气味会有明显的改变，会更黏稠。

宝宝护理小贴士

有些食物可能导致宝宝便秘，所以如果你注意到宝宝几天都没有弄脏尿布，你就需要停止给宝宝吃这些食物，并多给他吃一些富含纤维素的蔬菜、水果，比如西梅可以帮助宝宝消化。

睡　眠

- 你的宝宝可能每三小时就会小睡一次（除非他在一个有组织的环境中，比如日托，小睡可能只间隔两小时）。这时是制定常规午睡时间表的好时机，你可以试着把宝宝的睡眠时间调整成白天两个较长的时间段，例如早上9~11点，下午2~4点。
- 当你的宝宝整晚都没有安眠，你可能会感到沮丧。可以试试我在第十一章和第十二章中提到的睡眠小贴士，会帮助宝宝养成一个良好的睡眠习惯。

成　长

- 读书。宝宝4~6个月大时，他可能会自己翻页，很喜欢你为他读故事，这个时期是宝宝学习语言的重要时期。
- 去公园散步。在这个阶段，宝宝能坐在桶式秋千里，并且他喜欢户外环境，愿意和其他年龄相仿的宝宝在一起。

宝宝7~9个月

饮　食

- 你的宝宝可以吃一些更有口感的食物，自家做的食物可以添加一些温和的调味料。喂给宝宝的任何食物一定要切成小块，这样宝宝就可以更容易用光秃秃的牙龈吃掉食物。
- 在用餐时，你可以用一个带吸管的杯子装母乳或配方奶，并且在外出时或相应场合可以用它来装水。

睡　眠

- 你的宝宝白天可能会有两次规律的小睡，每次大约能睡两小时。
- 夜里你的宝宝应该能睡一整夜，晚上7点左右到第二天早上7点左右。

成　长

- 可以考虑报一个婴儿音乐班。你的宝宝在有组织、有氛围的环境里与同龄宝宝在一起，会帮助他学习倾听、互动和节奏感等。
- 带你的宝宝去附近的图书馆感受一下静谧的时光，能让他熟悉周围的环境并培养他对阅读的兴趣。

宝宝护理小贴士

　　从一开始就给宝宝养成健康的饮食习惯。你的宝宝将通过水果、蔬菜、母乳或是配方奶的方式摄取他所需要的全部营养。特别是在一岁前，尽量避免摄入含糖高的食物，如果汁、饼干、蛋糕、苏打水和冰淇淋，也要避免给他吃含钠高的食物，如薯片和奶酪味饼干。

宝宝10～12个月

饮　食

- 让你的宝宝吃掉你给他的每一样食物并不是那么简单。记住要整体地看问题：只要他在一周内吃各种各样的水果、蔬菜和谷物，你就没必要因为他一天晚上没吃豌豆而和宝宝"殊死搏斗"。

睡　眠

- 这个年龄段，宝宝的睡眠习惯已经相对稳定。当你让他上床睡觉的时候，他可能会大哭（因为还没有玩够），但是当他感觉累的时候，也可能小憩。
- 有些时候，你的宝宝在早上很早就起床或者午休期间不会睡觉，这是非常正常的，不要认为你帮他建立的睡眠习惯和所做的所有努力全都是徒劳！这时你可以把他放在婴儿床上待半小时。宝宝可能不会睡觉，但他会得到休息。

成　长

- 继续让你的宝宝定期地接触有组织的环境，比如在图书馆里享受阅读时间或者是上音乐课，去学习一些社交技巧。
- 坚持每天和你的宝宝一起阅读。阅读是语言发展的重要组成部分，培养对阅读的热爱，这将成为你们的亲情纽带。
- 分离焦虑感在这个时间段会达到顶峰，出门前永远记得和宝宝说再见，而不是直接"消失"。这样你的宝宝就会知道你会回来，分离焦虑感会慢慢消失。

　　一旦你掌握了安抚宝宝、建立合理作息时间等技巧时，你就会掌握越来越多的育儿技巧。在与宝宝建立亲情纽带并照顾他的过程中，你得到的快乐会让一切付出都变得值得。当你需要一些指导时，你可以从本书中获得一切相关的资料。

孕产育儿专家为你解惑答疑

微信扫一扫

孕产育儿问题
一网打尽

你想了解的知识都在书中

产前产后
护理指南

① **超全面待产准备**
待产包准备，无痛分娩，顺产原则

② **产后身体修复**
产后瘦肚子，盆底肌修复，月子餐等

③ **宝爸如何照顾宝妈**
协助妻子调整作息时间，辅助喂奶

☆ **婴儿护理手册**：8年育婴师给新手爸妈的育儿指南课

☆ **科学育儿早教课**：早教专家为你量身定制育儿方案

☆ **育儿干货合集**：育儿小贴士，扫一下就知道